Kai Sackmann

<u>Waldläufer-</u>
<u>Tricks</u>

W0174543

Impressum:

Kai Sackmann

Waldläufer-Tricks

Herstellung und Verlag:
Books on Demand GmbH
Gutenbergring 53
D-22848 Norderstedt

© *Kai Sackmann*
1. Auflage *2008*

Gestaltung:
Umschlag: Kai Sackmann
Inhalt: Kai Sackmann
Fotos: Jessica & Kai Sackmann

Druck, Bindung:
Books on Demand GmbH, Norderstedt

ISBN-13: 978-3-8370-4098-2

PRINTED IN GERMANY 2008

Inhalt

Die in diesem Buch aufgezeigten und beschriebenen Möglichkeiten und Techniken können von jedem Leser eigenverantwortlich umgesetzt werden. Eine Haftung von Autor und Verlag ist ausgeschlossen!

Vorwort

Was ist ein Waldläufer?

Als Waldläufer bezeichne ich einen sehr naturverbundenen Menschen, der sich mit dem Leben in der Natur beschäftigt. Er sieht die Natur nicht als Gegnerin im Kampf ums Überleben, sondern als Verbündete mit der er überlebt.

Viele Menschen sind heutzutage, was das Leben oder Überleben in der Natur angeht, leider extrem degeneriert. Dies kann man schon beobachten, wenn man bei einem Spaziergang manche Leute sieht, wie sie zum Beispiel einen kleinen Hügel herunter taumeln und dabei kaum noch das Gleichgewicht halten können. Sie sind nicht in der Lage ein paar Kilometer zu laufen oder ihr eigenes Körpergewicht irgendwo herauf zu ziehen. Was erst, wenn diese Menschen in einer Notlage auf sich allein gestellt wären?

Als Waldläufer verstehe ich eine Person, die gegen die eigene Degeneration ankämpft. Sie ist gerne in der Natur unterwegs und beschäftigt sich auch mit dieser Umgebung. Sie kann sich hervorragend in verschiedenem Terrain bewegen und weiß um Gefahren und der Lösung von Problemen. Wenn sie sich Blicken entziehen will, besitzt sie etliches Wissen, um sich mit natürlichen Mitteln zu verstecken oder zu tarnen. Sie benötigt keine riesige Ausstattung zum Überleben, sondern bedient sich der Natur. Sie weiß, wie sie sich durch Pflanzen und Tiere aus der Natur ernähren kann, nimmt aber immer nur so viel wie sie tatsächlich benötigt und achtet darauf, keine Bestände zu vernichten. Sie geht mit offenen Augen und Ohren durch die Natur, beobachtet ständig und lernt. Sie achtet die Natur und deren Lebewesen. Sie verlässt Plätze so wie sie vorgefunden wurden und hinterlässt keine Spuren.

„Alles was gegen die Natur ist, hat auf die Dauer keinen Bestand!"

Charles Darwin

„Man kann nicht gegen die Natur angehen. Sie ist stärker als der stärkste Mann. Es liegt nur in unserem eigensten Interesse, wenn wir uns gut mit ihr stellen!"

Pablo Picasso

Verstecken und Tarnen

Viele Tiere in der Natur benutzen optische Täuschungen gepaart mit Bewegungslosigkeit, um in ihrem natürlichen Lebensraum nicht aufzufallen und sich so zu schützen. Bei ihnen können wir uns Einiges zum Thema Verstecken und Tarnen abschauen, wenn wir selber nicht gesehen werden wollen.

Gesehen werden wir immer, wenn wir uns vom derzeitigen Hintergrund in Helligkeit und Farbe abheben und unsere Umrisse klar erkennbar sind. Das Auge ist durch unser Zusammenleben darauf geschult, menschliche Umrisse und Formen gut zu erkennen, auch wenn sie gerade nicht ganz klar zu sehen sind. Will man also nicht gesehen werden, so muss man sich ganz oder teilweise verbergen und versuchen bestmöglich mit dem jeweiligen Hintergrund zu verschmelzen.

Die einfachste Art des Versteckens ist es wohl, irgend etwas zwischen sich und das Gegenüber zu bringen. Oft reicht schon das Verlassen eines Weges, um sich in einigen Metern Entfernung hinter einen Baum zu stellen oder hinter etwas Gestrüpp zu hocken. So nimmt man Anderen die direkte Sicht auf sich selbst und bleibt wahrscheinlich unbemerkt.

Die richtige Kleidung ist der erste Schritt für eine gute Tarnung. Alles was hell und grell ist eignet sich weniger zum Verstecken. Diese Signalfarben nutzt man, um in der Zivilisation gesehen zu werden, oder um bei entsprechenden Unternehmungen in der Natur im Notfall auf sich aufmerksam machen zu können.
Grundfarben für die Tarnung draußen sind dunkle bräunliche und grünliche Naturfarben, sowie Schwarz in Anteilen. Einzig im Winter ist helle weißliche Kleidung von gutem Nutzen, wenn es sich um ein Schneegebiet handelt.
Ein Mix aus verschieden farbigen Kleidungsstücken ist immer besser als eine komplett eintönige Bekleidung. Gutes Beispiel dafür sind militärische Tarnanzüge, die durch ihren Farbmix sehr gut die Konturen eines Menschen verwischen und mit einem Hintergrund verschmelzen können. Ein Tarnanzug macht aber noch lange nicht unsichtbar. Er bietet nur beste Voraussetzungen für eine weitere Tarnung in der Natur. Auf jeden Fall sollte aber auch bedacht werden: So praktisch er in der Natur ist, so unpraktisch ist er in der Zivilisation. Hier fällt er eher auf, als das er verbirgt.

Auf den nächsten zwei Bildern ist ein direkter Farbvergleich verschiedener Bekleidungsfarben und Muster dargestellt. Auf der linken Seite ist helle Kleidung vor natürlichem Bewuchs zu sehen, deren Umrisse und Konturen daher sehr gut vor dem Hintergrund auszumachen sind. Auf der rechten Seite ist Kleidung in gedeckten Tarnfarben zu sehen. Allein die Farben an sich sind bereits schlechter auszumachen. Die Musterung der Kleidungsstücke trägt zusätzlich dazu bei, die menschlichen Konturen leicht zu verwischen. Man spricht hier von Grundtarnung.

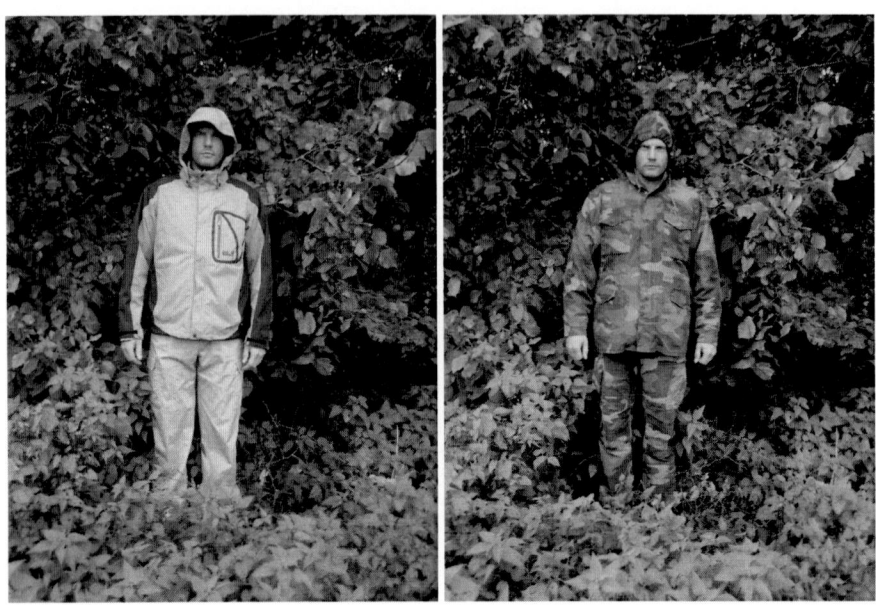

Ein weiterer wichtiger Punkt ist die Geräuschlosigkeit der gewählten Kleidung. Ein alter militärischer Grundsatz lautet: Tarne nicht nur was zu sehen ist, sondern auch was zu hören ist. Eine noch so gute und mühsam hergestellte Tarnung ist wirkungslos, wenn wir gehört werden können.

Bereits bei der Wahl der Bekleidung muss hierauf geachtet werden. In vielen Arten von Regenbekleidung beispielsweise, schafft man es nicht einen geräuschlosen Schritt zu machen. Aber auch geeignete Bekleidung muss entklappert werden. Angebrachte Metall-Ösen und Ähnliches sind sehr praktisch, um etwas daran zu befestigen. Sie können aber auch viel Lärm verursachen, wenn sie aneinander schlagen. Auch Reißverschlüsse verursachen unnatürliche Klimpergeräusche, wenn die kleinen Verschlüsse gegen die Reißverschluss-Leisten schlagen.
Solche und weitere Geräuschverursacher an der Kleidung werden entweder komplett entfernt oder umwickelt. Sehr gut eignet sich dunkles Isolierband, oder aber Tape, das später noch dunkel eingefärbt werden kann.

Nebenbei deckt man so auch gleich glänzende Metallgegenstände an der Kleidung ab, die einen durch Reflexionen der Sonnenstrahlung ebenfalls verraten könnten. Dabei sollte man auch gleich einmal einen Gedanken an getragene Uhren, Brillen, Lampen und Ähnliches verwenden. Solch glänzende Gegenstände verstaut man besser in den Taschen. Bunte Aufnäher, Sticker oder dergleichen färbt man ein, oder entfernt sie komplett.

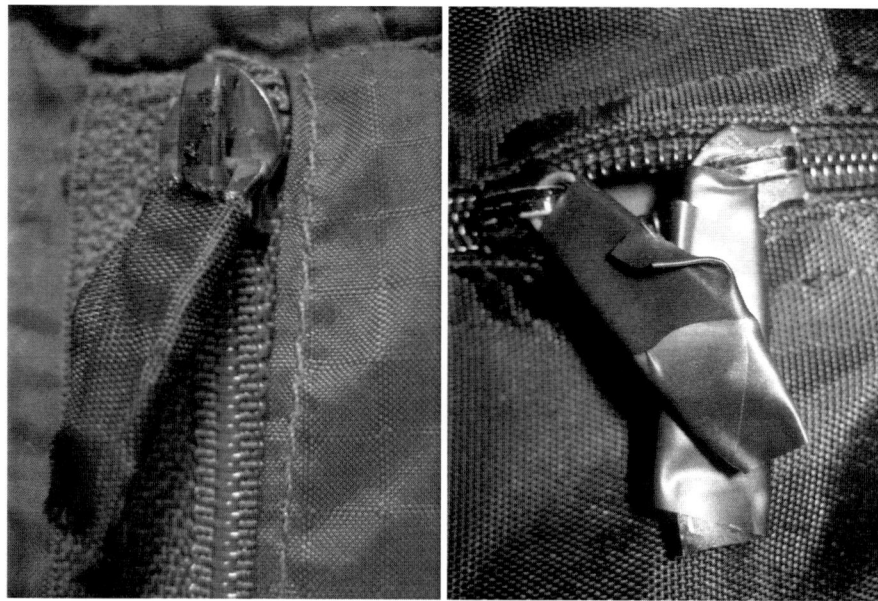

Ebenso sorgsam wie die getragene Bekleidung sollten wir auch die eventuell mit uns getragene Ausrüstung überprüfen. Reißverschlüsse an Rucksäcken sind meist besonders laut, da sie doppelt vorhanden sind, um sie zweiseitig öffnen oder schließen zu können. An vielen Outdoor-Rucksäcken sind Unmengen von Ösen angebracht die gegeneinander schlagen können. Rucksackinhalte sollten ebenso klapperfrei und eng gepackt sein. Jeder Ausrüstungsgegenstand, der lose irgendwo am Körper angebracht ist und klappern könnte, kann meist einfach und ohne großen Aufwand zusätzlich befestigt werden.

Nachdem man sich um das Entklappern der Bekleidung und Ausrüstung gekümmert hat, ist es ratsam, einen Testlauf zu machen. Am Besten läuft man eine kurze Strecke querfeldein auf unebenem Untergrund. Beim Laufen dann noch ein paar Sprünge und plötzliche Stopps einbauen und schon weis man ganz sicher, ob man jeden Geräuschverursacher bedacht hat.

So viel zur Beschaffenheit von Bekleidung und Ausrüstung. Kommen wir nun zur Tarnung des Körpers selbst. Auffälligste Körperteile sind die meist unbedeckten Hände und der Kopf, da sie von Anderen als helle auffallende Flächen wahrgenommen werden (außer in Schneegebieten). Auffälligste Teile des Kopfes sind dabei im Besonderen die Augen und die abstehenden Ohren. Ein ungetarntes Gesicht, das aus einem Gestrüpp herausschaut, wird immer leicht erkannt.

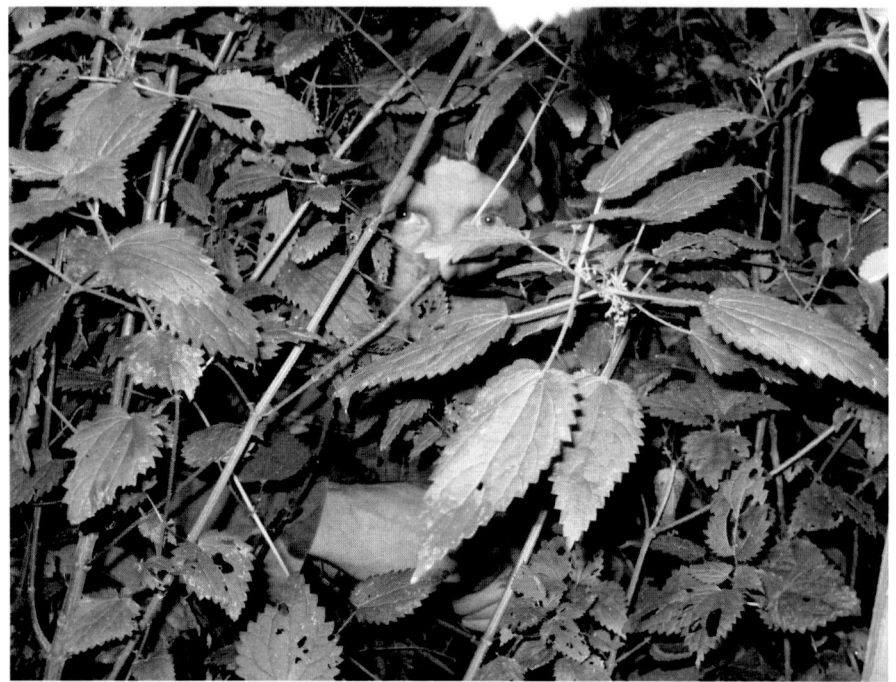

Unsere Augen sind durch unser Zusammenleben darauf geschult, Gesichter besonders gut erkennen zu können. Im Bild oben sind Gesicht und Hand als hellere Flächen in dem Gestrüpp am Besten erkennbar. Diese Körperteile sollten also dunkel eingefärbt werden, um sie unauffälliger zu machen.

Soldaten benutzen zum Einfärben der Haut die soggenannte Tarnschminke. Sie besteht meist aus zwei farbigen Fettstiften mit denen man die Haut bemalen kann. Durch die Verwendung von mehr als einer Farbe sorgt man zusätzlich für ein verbessertes Verschwimmen der Konturen der bemalten Körperteile. Diesen Effekt kann man bei zahlreichen Tierarten beobachten. Deren Augen sind zum Beispiel oftmals in dunklen Fell- oder Körperflecken verborgen. Ein sehr guter Tarneffekt.

In der Natur kann man sich mit Schlamm, feuchter Erde oder feuchter Holzkohle behelfen und damit Kopf und Hände einschmieren. Dabei sollte der Kopf immer komplett und rundherum eingeschmiert werden, nicht nur das Gesicht. Also auch die Haare, der Hals und die Ohren. Bei den Ohren sind die Bereiche hinter den Ohren und auch in den Ohren nicht zu vergessen. Auch die Augenlider nicht auslassen.

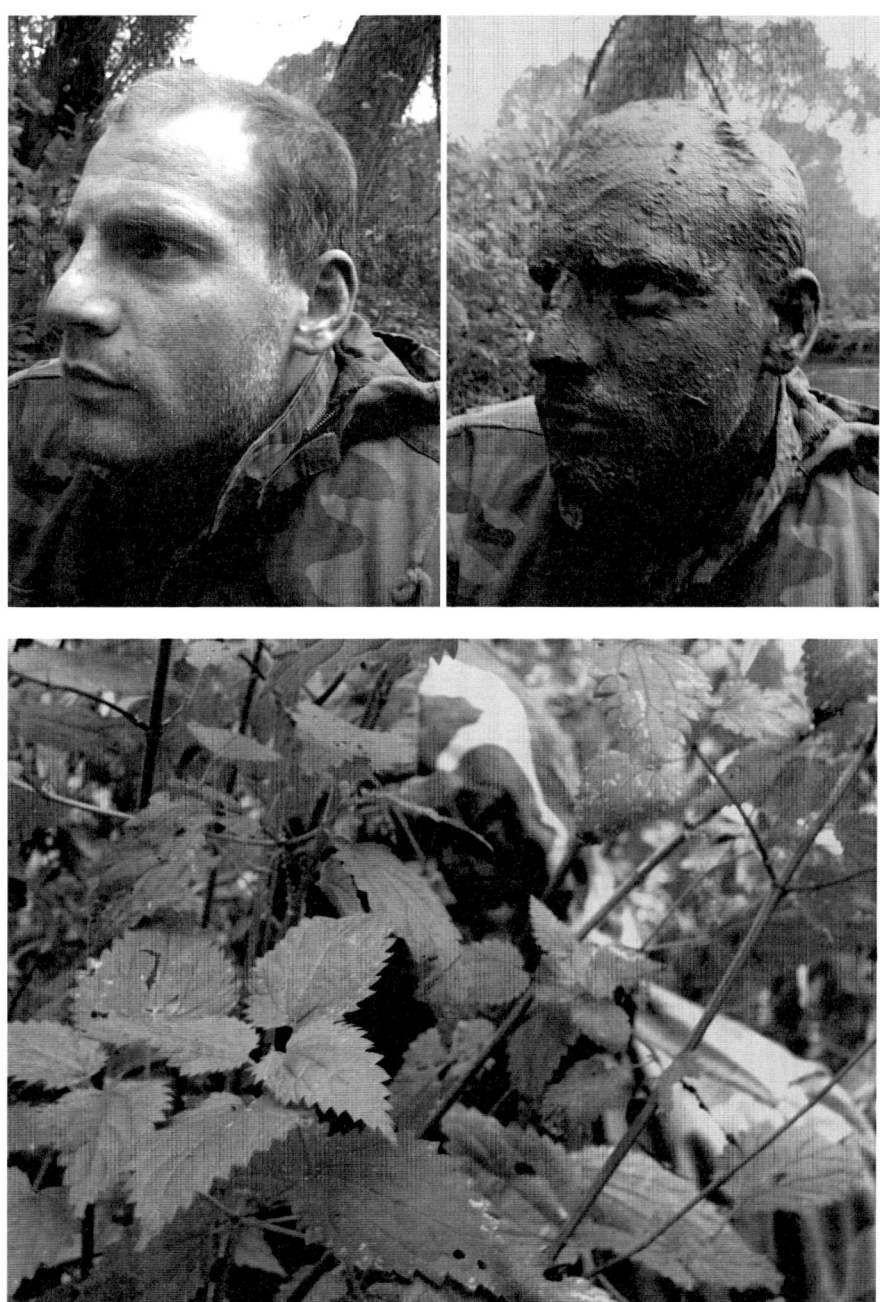

Eingefärbt ist das Gesicht viel schwerer zu erkennen!

Problematisch bei der Verwendung von Schlamm und Erde ist das Austrocknen auf der Haut nach einer gewissen Zeit. Je nach Beschaffenheit kann diese Masse dann zu einer recht hellen Kruste trocknen und somit wieder einen Großteil seiner Tarnwirkung verlieren. Sie bröckelt dann auch schnell vom Körper ab. Hier muss also ständig nachgetarnt und erneuert oder zumindest immer wieder leicht befeuchtet werden.

Zur eben beschriebenen Grundtarnung kommt nun die zusätzliche Tarnung mit natürlichen Tarnmitteln. Mit ihnen wollen wir unsere Konturen bestmöglich verwischen und auffällige Stellen am Körper verdecken. Auffällige Stellen sind größere Farbflächen, unsere natürlichen Umrisse und Körperschatten. Als Körperschatten bezeichnet man Schattenflächen auf dem Körper, die automatisch auf der lichtabgewandten Seite entstehen. Der Körper besitzt also bekannte und damit gut zu erkennende, regelmäßige Formen. Die Natur aber besteht hauptsächlich aus unregelmäßigen Formen. An diese gilt es sich nun harmonisch anzupassen, um mehr und mehr mit der Natur zu verschmelzen. Als natürliche Tarnmittel kann man alle auffindbaren Pflanzenteile und natürlichen Bodenbedeckungen benutzen.

Die Tarnung muss immer an die Umgebung angepasst sein. Man sollte sich also nicht mit einer Tarnung aus hauptsächlich beblätterten Ästen mitten auf eine Wildwiese legen. Ebenso fällt ein mit Grasbüscheln getarnter Kopf auf, der in etwa einem Meter Höhe aus einem Busch schaut.

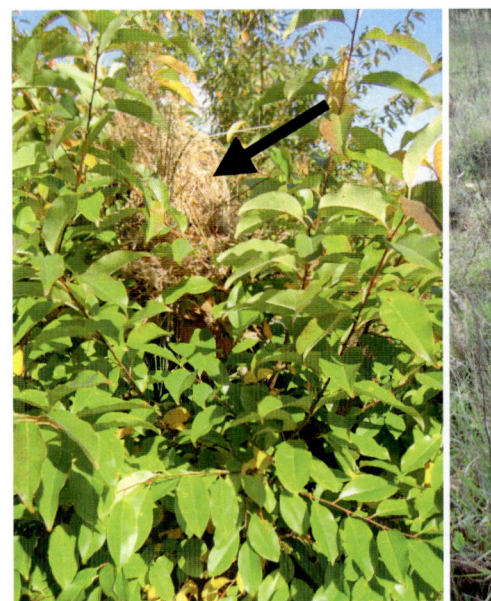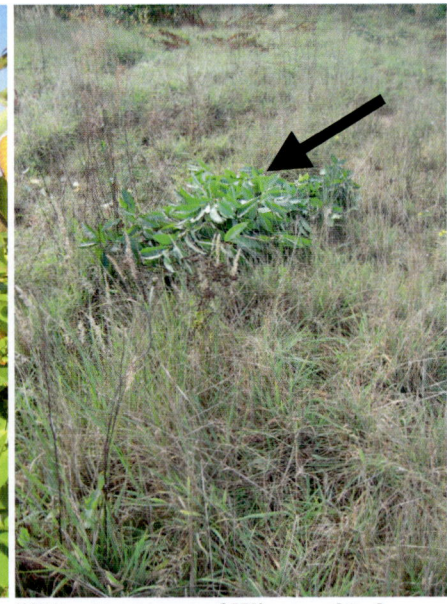

Grastarnung in beblättertem Gelände   Blättertarnung auf Wiesengelände

Will man in getarntem Zustand größere Strecken überwinden, muss die Tarnung somit ständig an die neue Umgebung angepasst werden. Das ist mühsam und erfordert sehr viel Zeit. Man sollte also immer abwägen, wann eine Tarnung überhaupt notwendig und hilfreich ist. Es sei denn man bewegt sich innerhalb eines Geländes mit relativ gleichmäßigem Bewuchs.

Hierbei kommt ein weiterer wichtiger Punkt ins Spiel. Um sich gut bewegen zu können, darf das Tarnmaterial die eigene Beweglichkeit nicht zu sehr einschränken. Und auch die relativ freie Sicht muss gegeben sein. Wenn man sein Gegenüber nicht sehen und damit erkennen kann, kann man sich auch nicht perfekt vor ihm verbergen.

Um bestmöglich mit der Umgebung zu verschmelzen, sollten Pflanzenteile, Äste und Zweige möglichst in natürlicher Wuchsrichtung am Körper angebracht werden.

Komplett mit nach unten gerichteten beblätterten Zweigen ausstaffiert, verwandelt man sich sonst automatisch in einen Fremdkörper in der Natur, der dann nur zu gut zu erkennen ist. Ebenso wichtig ist es, diese Zweige auch richtig herum zu verwenden. Die Blattunterseiten sind meist viel heller als die Blattoberseiten und eigentlich nicht zu sehen, wenn man normalerweise durch die Natur streift. Bringt man beblätterte Zweige auch nur teilweise falsch herum am Körper an, wird man unweigerlich damit auf sich aufmerksam machen.

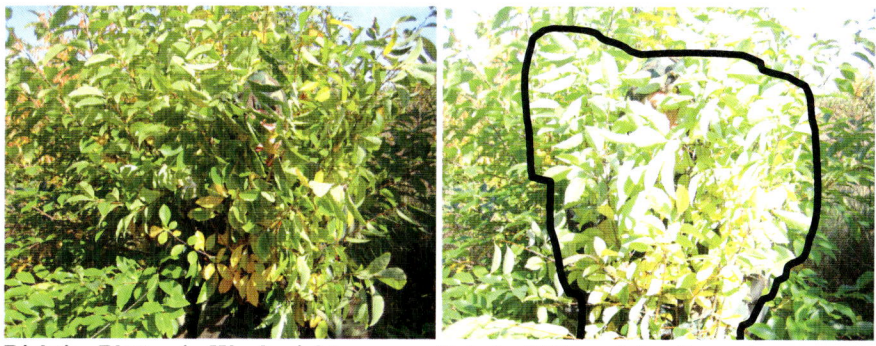

Richtig: Blätter in Wuchsrichtung   **Falsch: Blätterrückseite nach vorne**

Ebenfalls gut zu sehen sind helle Bruch- und Schnittstellen, an denen die Zweige vom Baum oder Busch gebrochen bzw. geschnitten wurden. Diese müssen unbedingt mit Erde oder Schlamm abgedunkelt werden.

Zu guter Letzt wäre noch zu beachten, dass abgetrenntes Pflanzenmaterial je nach Witterung und Pflanzenart mehr oder weniger schnell verdorrt. Auch in diesem Fall würde die Körpertarnung ein unnatürliches Bild abgeben und den Menschen darunter verraten.

11

Ob wir beim Verstecken nun hinter etwas stehen, in einem Gebüsch hocken oder flach auf dem Boden liegen, der Kopf wird immer irgendwo heraus oder über etwas herüber schauen. Ansonsten könnten wir ja selber nichts sehen. Der Kopf muss also auf jeden Fall an erster Stelle getarnt werden. Besonders auch um die immer gut zu erkennende Hals-Schulter-Kontur zu verwischen.

Eine sehr einfach herzustellende Kopftarnung ist der Überwurf. Er kann besonders dann von Nutzen sein, wenn keine Materialien für den Bau von sonstigen Tarnmitteln vorhanden sind und immer wenn es besonders schnell gehen muss. Ein Überwurf kann aus fast allen lang wachsenden Pflanzen oder entsprechend langen Zweigen hergestellt werden. Lang wachsend bedeutet in diesem Fall mindestens das Doppelte der eigenen Kopfhöhe. Umso länger, umso mehr wird der Körper nach unten hin verdeckt. Zu lange Überwürfe können aufgrund ihres Eigengewichtes aber wiederum hinderlich sein und bei Bewegungen leicht vom Kopf rutschen. Am geeignetsten sind lang wachsende Pflanzen von einem knappen Meter Länge. Auf dem rechten Bild kann man erkennen, wie gut durch solch ein einfaches Hilfsmittel die Hals-Schulter-Kontur verwischt werden kann.

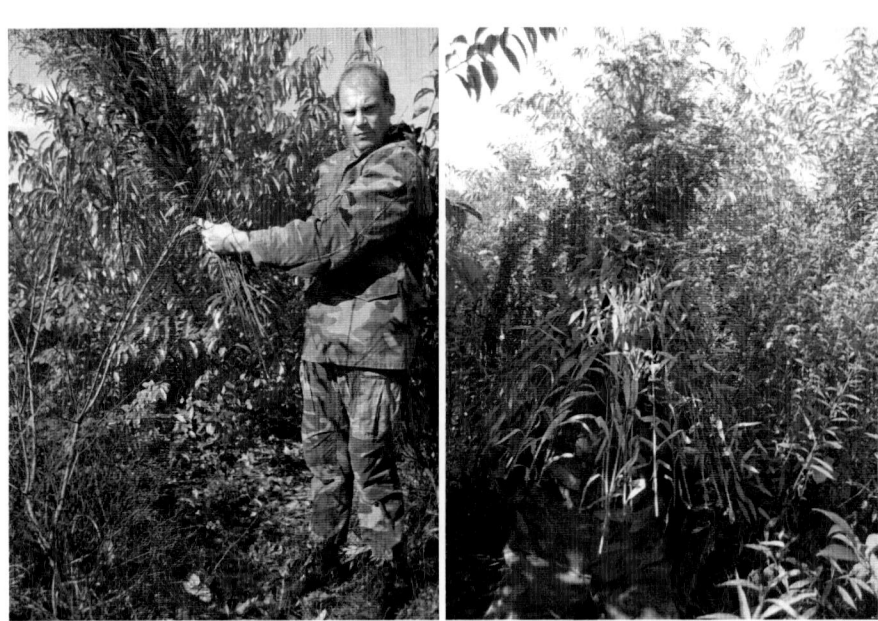

Zum Bau eines Überwurfs werden die Pflanzenstängel oder länglichen Zweige gesammelt und zu einem dicken Bündel zusammengefasst. Umso mehr man sammelt, umso dichter wird der Überwurf anschließend. Für einen relativ dichten Überwurf benötigt man ein Bündel von einer Dicke, die mit beiden Händen nicht mehr zu umfassen ist. Dieses Bündel wird nun an den Pflanzenspitzen mit Bindematerial fest zusammen gebunden. Es ist sehr wichtig, dieses Bündel an den

Spitzen der Pflanzen zu verschnüren und nicht an den Enden, an denen die Pflanzen abgetrennt wurden. Die pflanzliche Tarnung wäre ansonsten entgegen der natürlichen Wuchsrichtung am Körper angebracht und somit unnatürlich auffällig. Nun lockert man das Bündel vorsichtig auf und setzt es sich, dort wo es zusammengebunden wurde, wie einen Hut auf den Kopf. Die einzelnen Stängel oder Zweige sollten dabei gleichmäßig rund um den eigenen Körper verteilt sein, damit kein Ungleichgewicht entsteht und der Überwurf herab rutscht.

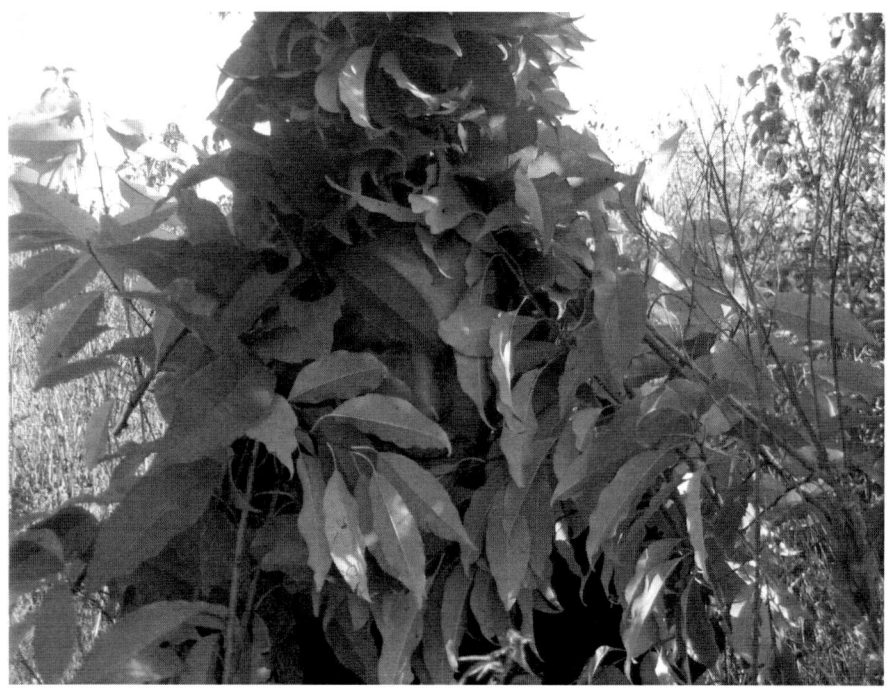

Um einiges stabiler und bei Bewegungen leichter zu tragen ist eine Tarnhaube. Für ihre Herstellung wird aber auch einiges mehr an Zeit und etwas handwerkliches Geschick benötigt. Weiterer Vorteil einer Tarnhaube ist die Möglichkeit, die Tarnung immer wieder wechselnder Vegetation anpassen zu können.

Für den Bau wird frisches Zweig-Material verschiedenster Stärken benötigt, das dann miteinander verflochten wird. Allerdings benötigt man auch hier, wie bei allen von mir erklärten Tarngeräten, keinerlei mitgeführte Hilfsmittel für die Herstellung.

Als Erstes sucht man sich 3 bis 4 lange und biegsame Ruten, die man zu einem Ring verflechtet, welcher in etwa die eigene Schulterbreite oder etwas darüber besitzt. Dazu die erste Rute in den entsprechenden Ring biegen, die Zweite ansetzen und kreisförmig um die Erste wickeln, ohne sie dabei zu brechen. Wenn man die weiteren Ruten auf dieselbe Weise einflechtet, entsteht so ein stabiler Ring, den man nun flach auf den Boden legt.

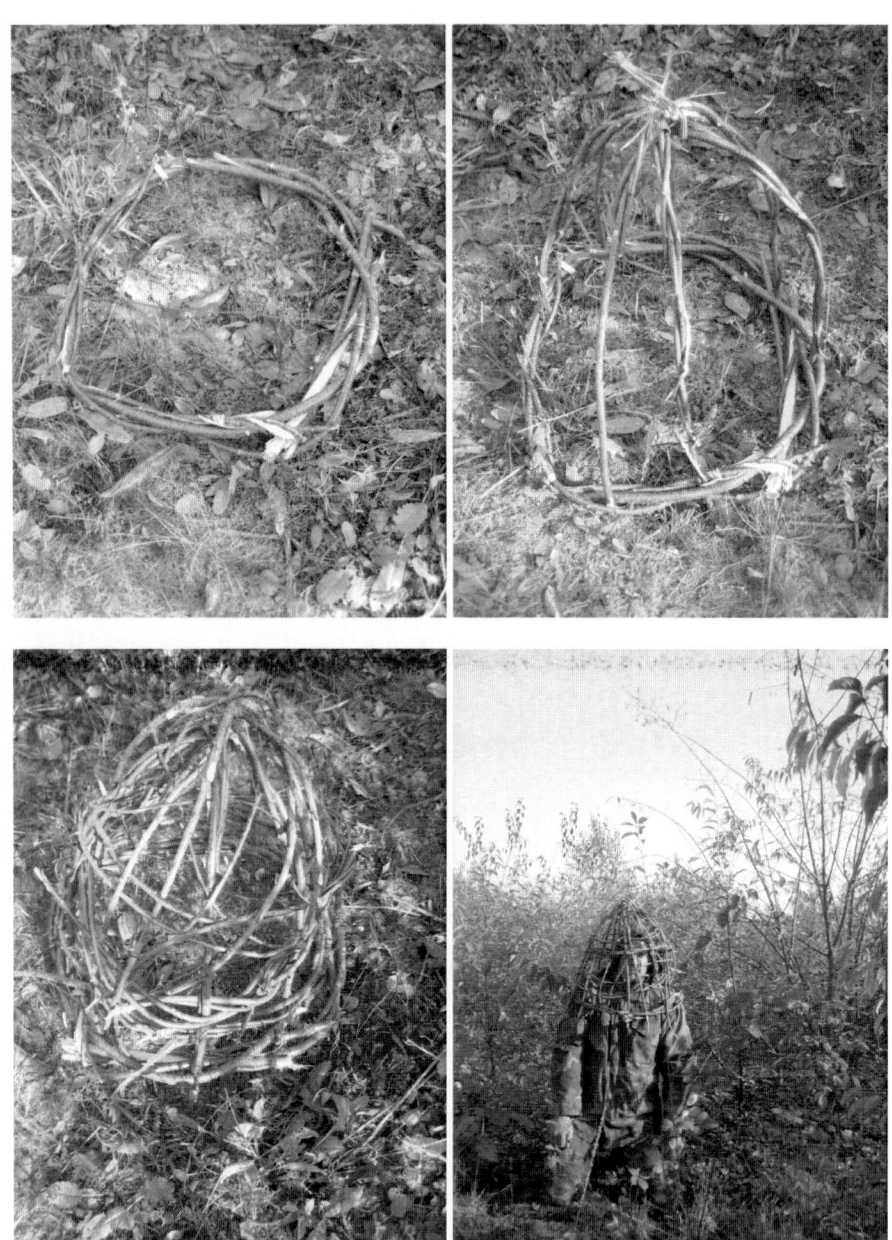

Als Nächstes benötigt man sechs weitere Ruten, die um einiges dünner und kürzer sein können. Diese werden jetzt mit etwa gleichen Abständen durch den Flechtring in den Boden gesteckt. Dann führt man jeweils zwei gegenüber liegende Ruten in der Mitte des Ringes zusammen und verflechtet sie wieder, indem man sie einfach miteinander verwickelt. Sind alle sechs Ruten so verflochten, hat man ein korbähnliches Gebilde geschaffen, das verkehrt herum im Boden steckt. Die Schnittpunkte der sechs Ruten können zur besseren Stabilisation mit Bindematerial zusammen gebunden werden.

Nun sucht man sich viele lange und dünne Ruten, die man kreuz und quer in dieses Gebilde einflechtet, um die großen Freiräume zwischen den sechs Hauptruten zu schließen. Dabei gewinnt die Tarnhaube zunehmend an Halt und kann anschließend aus dem Boden gezogen werden, ohne ihre vorgegebene Form zu verlieren.

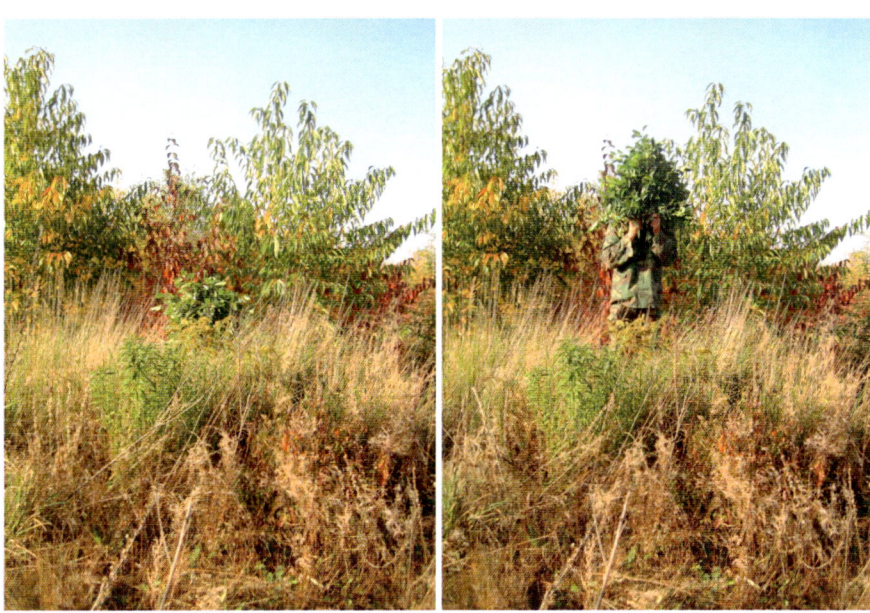

Jetzt kann die Tarnhaube mit natürlichen Tarnmitteln an die derzeitige Umgebung angepasst werden. Durch das feine Geflecht kann sie sehr einfach mit Gras, sonstigem Bodenbewuchs, beblätterten Zweigen oder Ähnlichem getarnt werden. Die Pflanzenteile dazu einfach in das Geflecht stecken. Ändert sich die Vegetation beim Fortbewegen, kann die Tarnung durch Erneuern oder Einstecken zusätzlicher natürlicher Tarnmittel immer wieder angepasst werden.

Ganz ähnlich der Tarnhaube wird auch der Tarnhelm hergestellt. Er ist die Miniaturausgabe der Tarnhaube auf Kopfgröße. Aufgrund der geringeren Größe ist zur Herstellung ein Vielfaches weniger an Zeit von Nöten. Gleicher Vorteil ist die Möglichkeit, die Tarnung immer wieder wechselnder Vegetation schnell anpassen zu können. Allerdings verdeckt der Tarnhelm nicht die Schulterpartie und ist daher eher für eine liegende Tarnung zu gebrauchen.

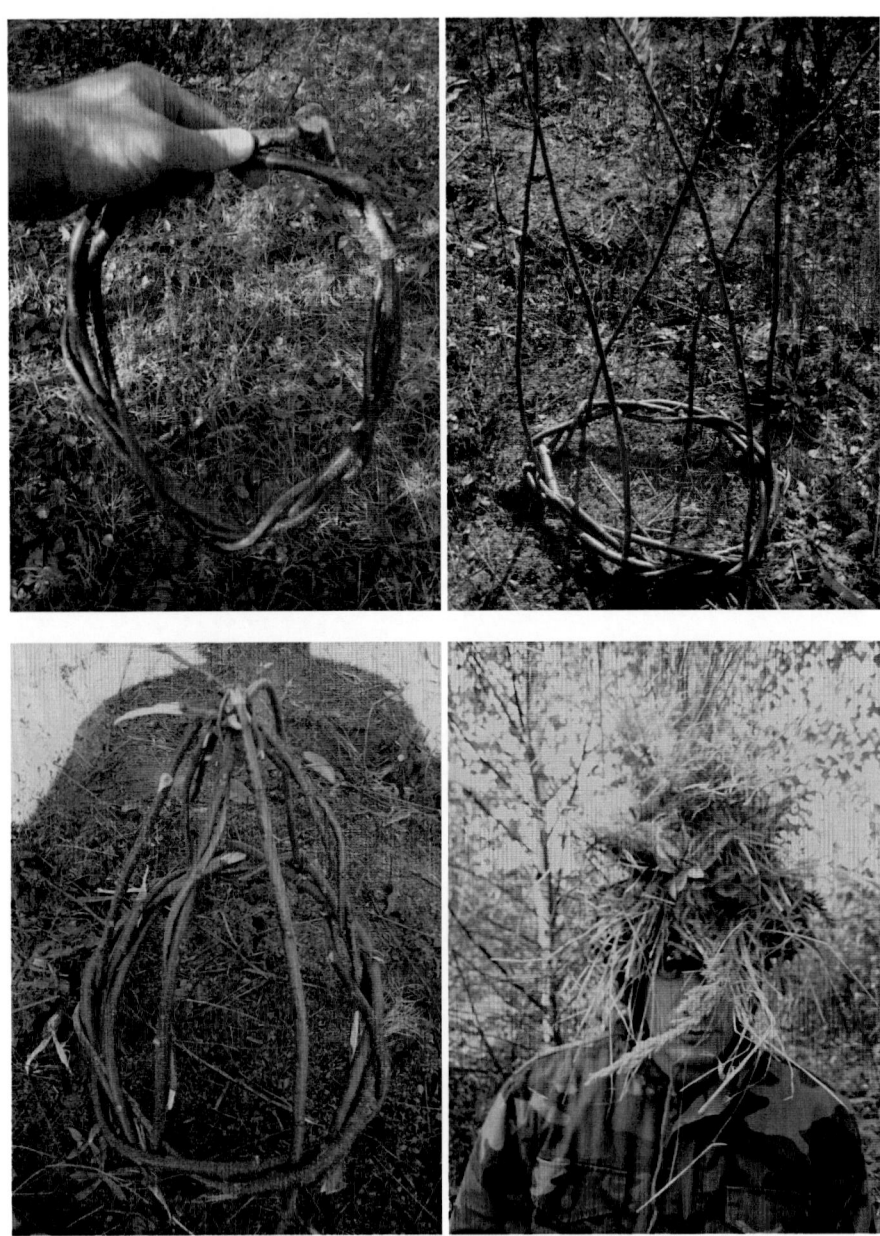

Auch hier sucht man sich zunächst einige lange und biegsame Ruten. Diese werden auf dieselbe Weise, wie schon bei der Tarnhaube, zu einem Ring verflochten. Der Ring sollte etwas größer als der Kopfdurchmesser sein, um den Helm später auch aufsetzen zu können.

Als Nächstes benötigt man wieder sechs weitere Ruten, die um einiges dünner und kürzer sein können. Auch diese werden mit etwa gleichen Abständen durch den Flechtring in den Boden gesteckt und in der Ringmitte miteinander verflochten. In das so entstandene Grobgerüst müssen jetzt nur noch wenige Ruten kreuz und quer eingeflochten werden, da die Abstände aufgrund der geringeren Baugröße ja um einiges kleiner sind. Daher ist der Tarnhelm mit etwas Übung auch sehr schnell herstellbar.

Das Geflecht kann nun wieder mit Gras oder sonstigem Bodenbewuchs getarnt werden, indem man die Pflanzenteile einfach einsteckt. Ändert sich die Vegetation beim Fortbewegen, kann die Tarnung durch Erneuern oder Einstecken zusätzlicher Tarnmittel immer wieder angepasst werden.

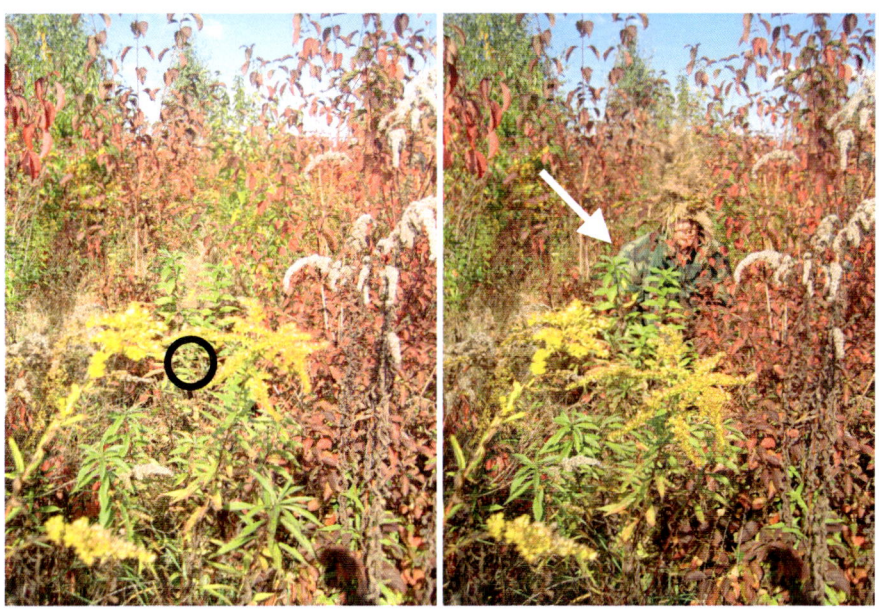

Der schwarze Kreis auf dem linken Bild bezeichnet die Position des Gesichts. Die Tarnung mit dem Tarnhelms verschwimmt perfekt mit der Umgebung und das Gesicht, das einen direkt anschaut, ist nicht auszumachen. Auch beim Aufstehen tarnt der Helm die Kopfkontur noch hervorragend.

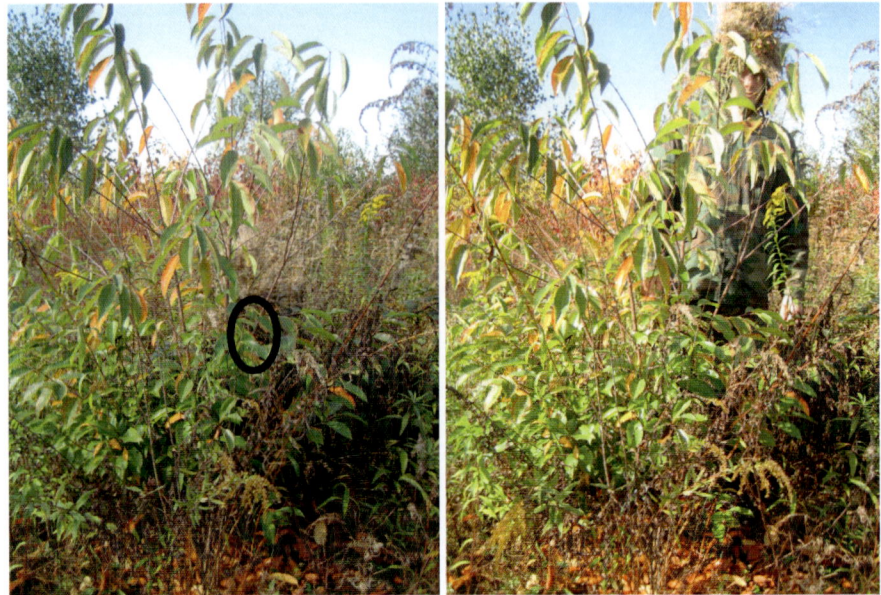

Selbst in einer nicht liegenden Position ist solch ein einfach herzustellender Tarnhelm sehr effektiv. Im linken Bild befinde ich mich in einer hockenden Position. Das gerade nach vorne blickende Gesicht ist wieder durch den schwarzen Kreis gekennzeichnet.

Wenn keine Zeit ist eine Tarnung vorzubereiten, wirft man sich sofort flach auf den Boden. Mit langsamen, fast zeitlupenartigen Bewegungen versucht man sich jetzt mehrere Hände voll Gräser oder sonstiger Pflanzen abzureißen. Diese legt man sich nun vorsichtig über den Kopf, um diesen dann zur Beobachtung wieder langsam etwas anheben zu können.

Auf den zwei folgenden Bilderpaaren kennzeichnet der schwarze Kreis wieder das gerade nach vorne blickende Gesicht. Der Rest des Körpers ist im ersten Bilderpaar flach auf den Boden gepresst und nicht weiter mit natürlichen Materialien getarnt.

Im zweiten Bilderpaar ist der gesamte Körper mit locker übergeworfenen Gräsern und sonstigen Pflanzen getarnt. Hierfür sind natürlich größere Mengen an natürlichem Tarnmaterial notwendig, was wieder ein gewisses Maß an zeitlichem Vorlauf benötigen würde.

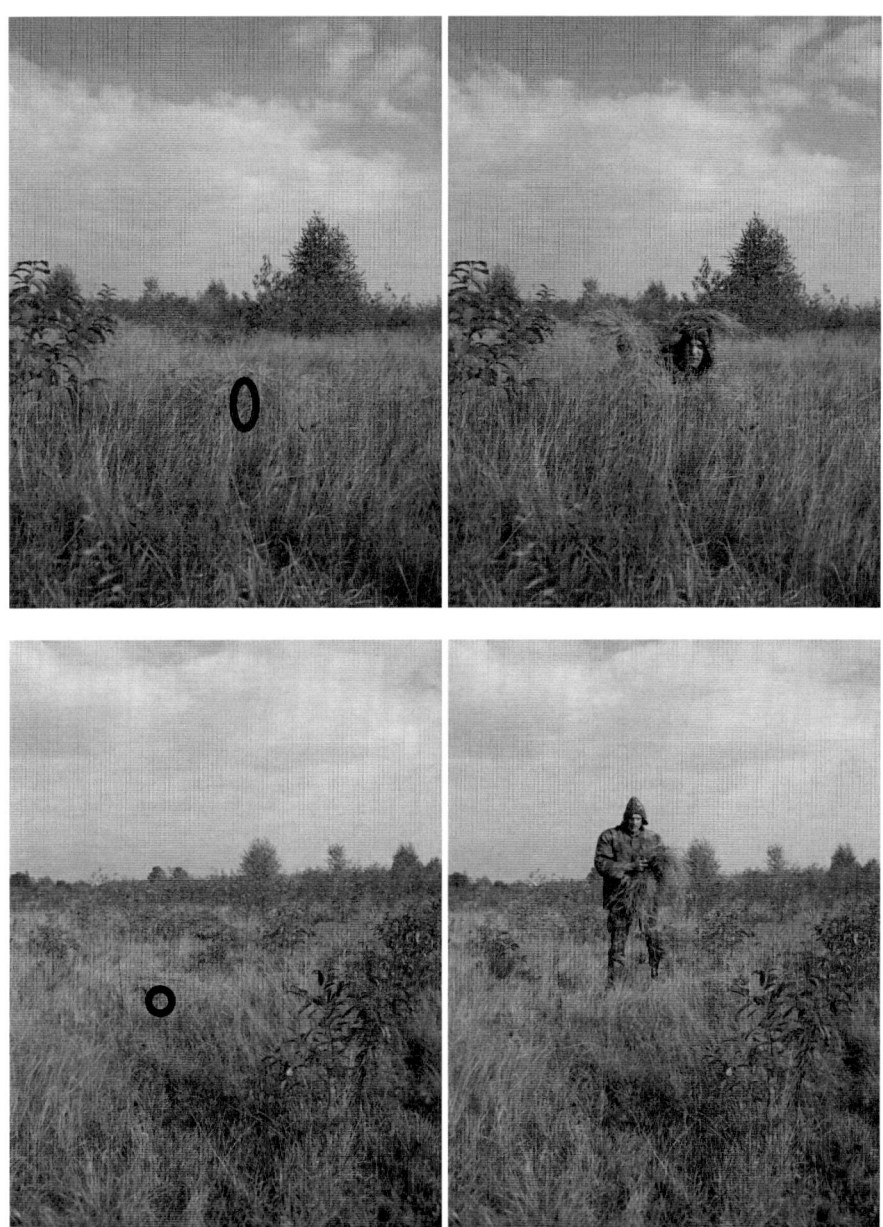

Mit diesen einfachen Möglichkeiten der Kopftarnung gehen wir nun zur Tarnung des gesamten Körpers mit natürlichen Tarnmitteln über. Auch hier beschreibe ich ausschließlich die Tarnung mit nur aus der Natur bezogenen Mitteln.

Wie am Anfang des Buches bereits erwähnt, ist es immer am einfachsten sich hinter etwas zu verstecken, um einem Gegenüber die Sicht auf sich zu nehmen. Ich versuche also immer irgendetwas zwischen mich und mein Gegenüber zu bringen. Das kann ein Baum oder ein Busch sein, besonders dicht gewachsene Vegetation, eine Bodenmulde, Steine, Gestrüpp, oder auch einfach nur das Zurückweichen um einige Meter in die gerade vorhandene Vegetation.

Ist im benötigten Moment und in der vorhandenen Umgebung aber nichts da, um sich zu verstecken, muss man sich anderweitig behelfen. Abhocken oder flaches auf den Boden pressen reicht in manch offener Vegetation nicht aus. Fehlt mir also eine Deckung, muss ich improvisieren und sie mir selber herstellen. Auch hierbei bin ich recht eingeschränkt, wenn mir keinerlei Hilfsmittel zur Verfügung stehen.

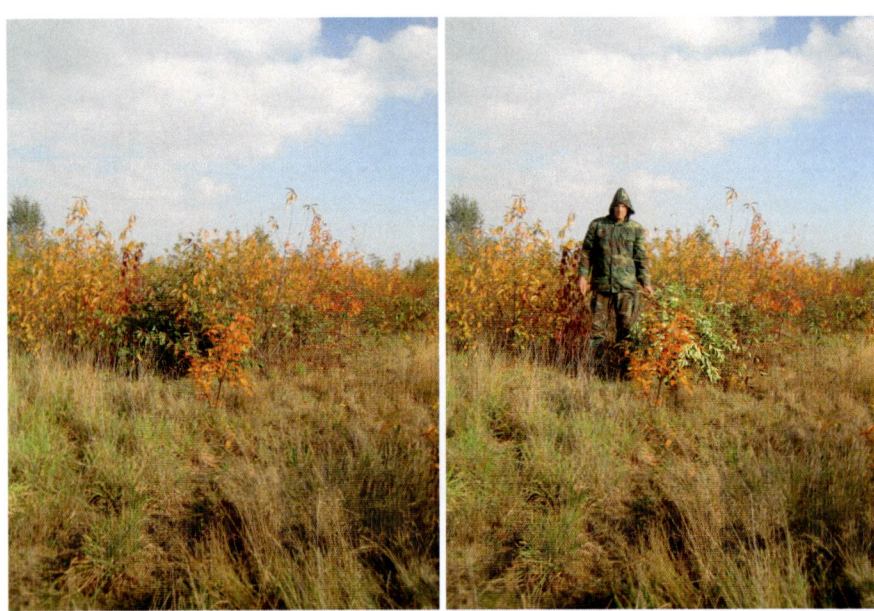

Einfachste Möglichkeit ist die alte Indianer-Versteck-Technik. Man verwendet einen Tarnschirm aus Ästen und wird zu einem Busch. Es ist verblüffend wie simpel und effektiv dies tatsächlich funktionieren kann, wenn man einige Dinge dabei beachtet.

Natürlich muss geeignetes Material zur Verfügung stehen. Dicht beblätterte kleine Büsche oder Ähnliches, die einzeln auch erst einmal nicht genügend Deckung bieten würden. Mehrere zusammen können meinen hockenden oder knienden Körper dann aber doch genügend abdecken. Dazu einige breite, dicht beblätterte Zweige passend abbrechen und fächerartig vor den Körper halten. Das dabei entstehende Gewicht ist nicht zu unterschätzen, kann aber gut gehalten werden wenn man die Äste vor sich in den Boden rammt. Der Körper darf seitlich nicht hervor ragen, da sich seine scharfen Konturen sonst wieder vom Blättermaterial abheben würden. Um sich nicht durch unnatürliche Bewegungen zu verraten, muss der Tarnschirm so ruhig wie möglich gehalten werden. Dazu lehnt man ihn an den gesamten Körper an. Das er zur restlichen Hintergrundvegetation passen muss und nicht als einzelner Fremdkörper auf freiem Feld stehen sollte, wird jedem klar sein.

Zur verdeckten Fortbewegung und für etwas dichteres Gelände kann man sich einen geflochtenen Tarnschirm herstellen. Er besitzt zusätzlich wieder den Vorteil der ständig anpassbaren Tarnung bei wechselnder Vegetation, benötigt aber auch einiges an Vorbereitungszeit.

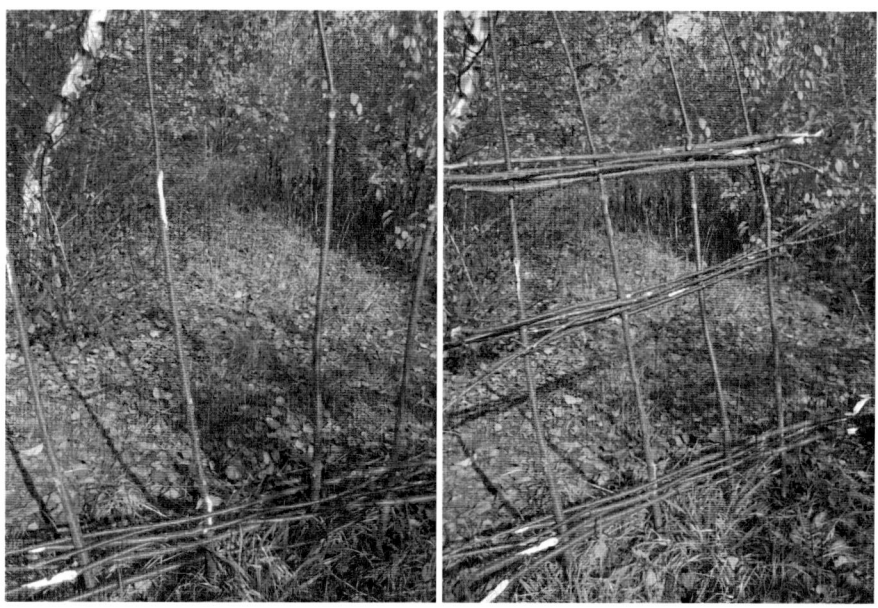

Zur Herstellung eines geflochtenen Tarnschirms benötigt man als Erstes 4 lange und stabile Ruten von zirka einem Meter Länge. Sie werden nebeneinander in den Boden gesteckt. Die abgesteckte Breite sollte ebenfalls etwa einen Meter betragen. Nun werden etliche weitere Ruten am oberen und unteren Ende, sowie in der Mitte quer eingeflochten, jeweils abwechselnd vor und hinter den Ruten entlang. Sobald man mindestens 2 bis 3 solcher Längsruten eingeflochten hat, verklemmen sich diese gegenseitig und es entsteht ein fester Rahmen. Dazu müssen die Längsruten möglichst nah zusammen geschoben werden.

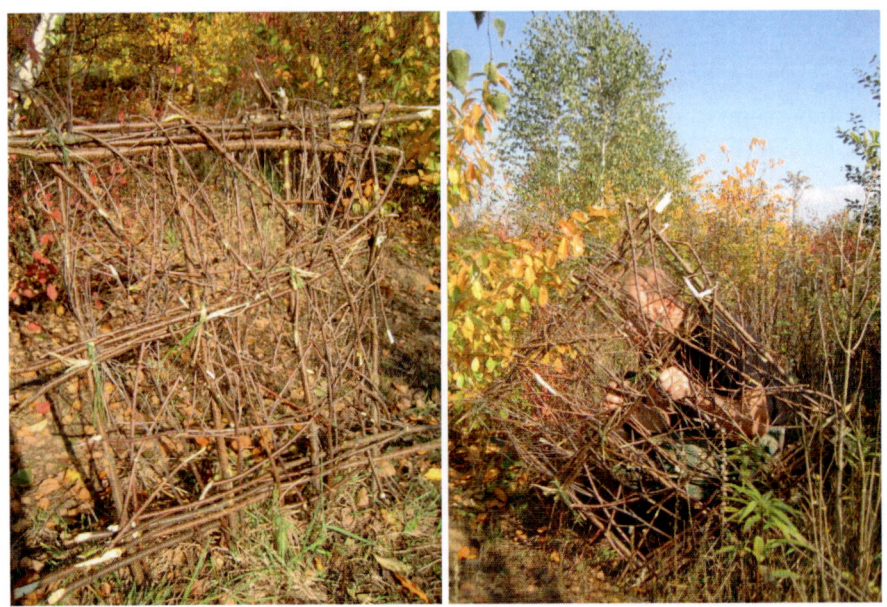

Die sechs großen Freiräume zwischen den Ruten werden nun wieder mit dünnerem Zweigmaterial kreuz und quer verflochten. So entsteht ein festes Netz und der Tarnschirm gewinnt an Stabilität. Dieses Netz wird jetzt mit natürlichem Tarnmaterial gefüllt, das eingeflochten und eingesteckt werden kann.

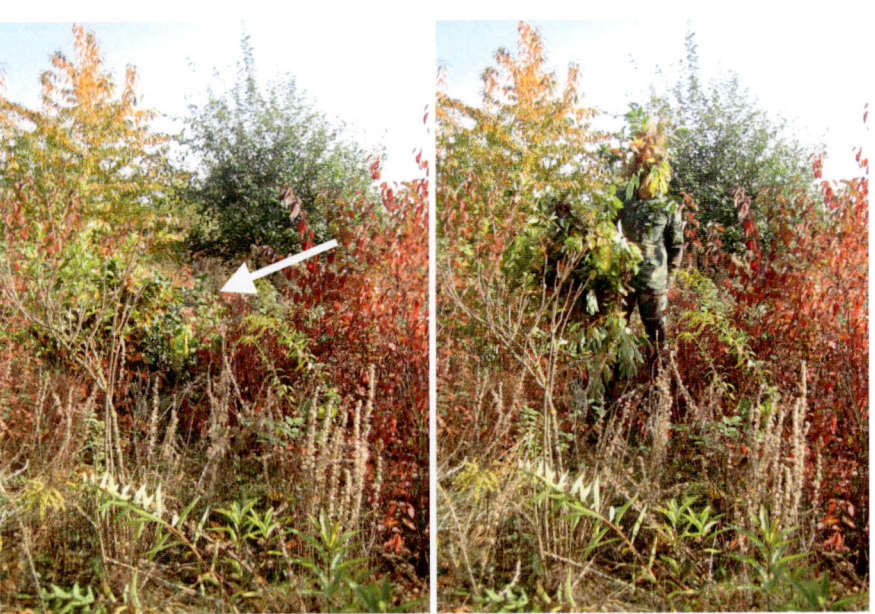

Der Tarnschirm kann wie ein Schutzschild am Arm getragen oder mit den Händen vor sich gehalten werden. Daher kann man sich sehr gut mit ihm fortbewegen. Ist es nötig, hockt oder kniet man sich ab und versteckt sich dahinter. Natürlich muss er ebenfalls so bewegungslos wie möglich gehalten und dazu am besten wieder am Körper angelegt werden. In Verbindung mit einem Tarnhelm kann der Kopf zur Beobachtung auch darüber hinweg schauen.

Eine kleine Version des Tarnschirms ist der Tarnfächer. Er eignet sich aufgrund seiner geringeren Größe eher zur Abdeckung eines liegenden Körpers in Geländen mit flacher Vegetation.

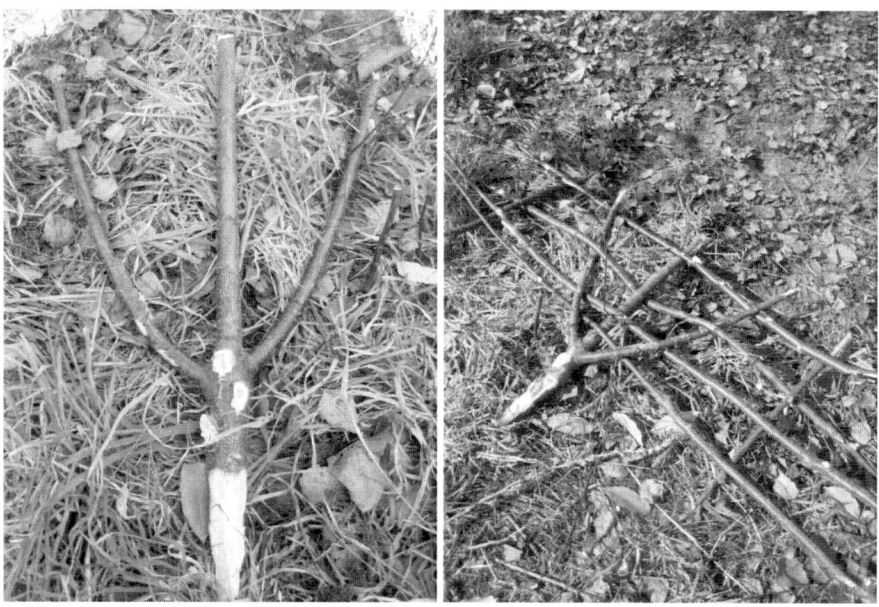

Für den Bau eines Tarnfächers sucht man sich zunächst eine stabile Doppel-Astgabel – also einen Stamm mit zwei gegenüberliegenden Zweigen auf derselben Höhe. Eine gute Hand breit unterhalb der Gabelung trennt man den Stamm ab. Das Ende wird etwas angespitzt, um es später besser in den Boden rammen zu können. Nach oben hin werden alle drei Ruten auf zirka 30 bis 40 Zentimeter Länge gekürzt.

Jetzt werden 4 lange biegsame Ruten waagerecht eingeflochten, jeweils abwechselnd vor und hinter den 3 Ruten der Astgabel entlang. Auf der rechten und linken Seite muss nun noch jeweils eine kurze Rute senkrecht zur Stabilisierung eingeflochten werden. Wenn man auch sie wieder abwechselnd vor und hinter den 4 waagerechten Ruten entlang führt, klemmen sie sich richtig fest.

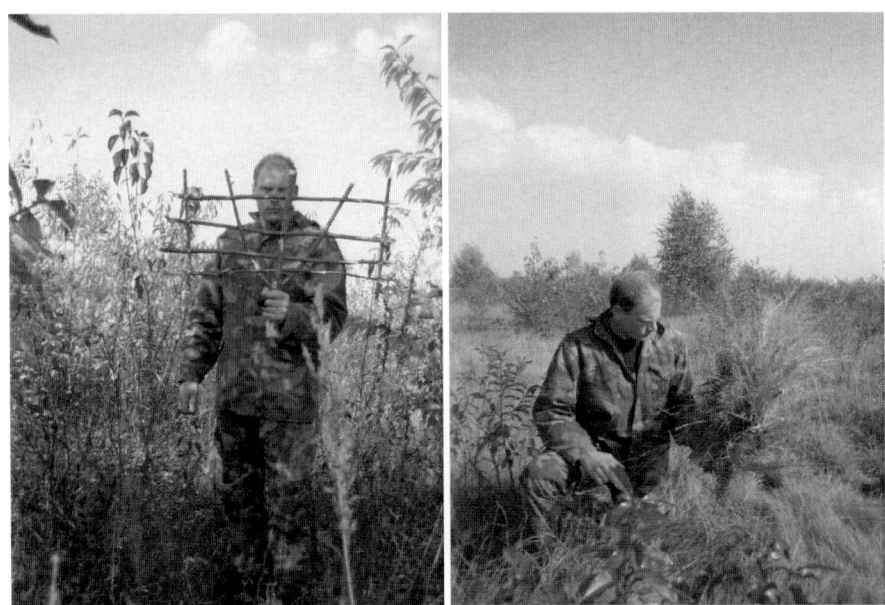

Fertig sieht das Ganze dann wie auf dem linken oberen Bild aus. Nun wird der Tarnfächer ebenfalls mit natürlichem Tarnmaterial ausstaffiert. Hier verwendet man hauptsächlich niedrig wachsende Pflanzen, wie Gräser.

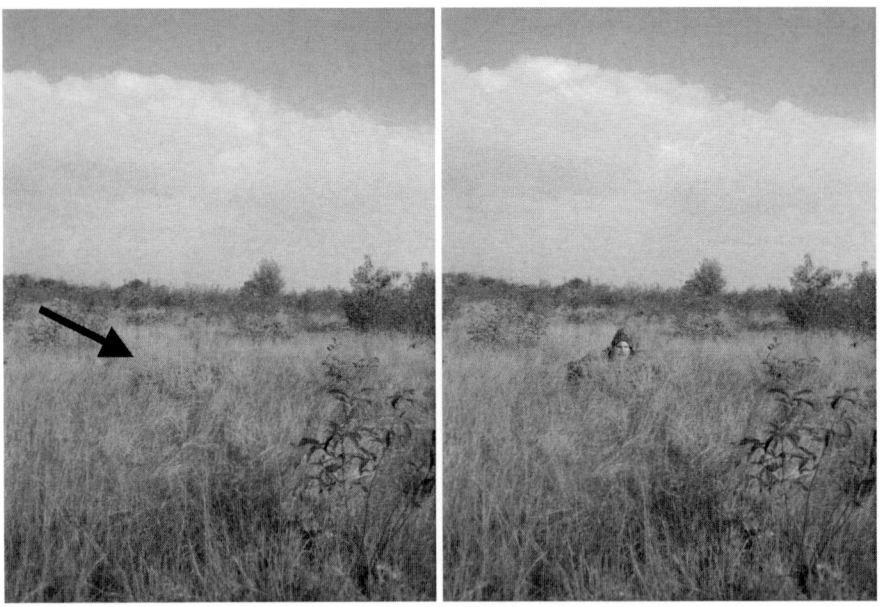

So vorbereitet rammt man das spitze untere Ende des Tarnfächers in den Boden, oder hält ihn an dieser Stelle ruhig vor sich. Wenn man sich dahinter flach auf den Boden legt, deckt er den gesamten Körper in einigen Metern Entfernung zum Gegenüber komplett ab. Und das selbst auch auf relativ niedrig bewachsendem Grasgelände. Mit sehr langsamen und kriechenden Bewegungen kann man sich mit einem Tarnfächer auch unbemerkt fortbewegen.

Als die höchste Kunst der Tarnung bezeichnet man wohl, wenn man von einem Gegenüber zwar gesehen, aber nicht mehr als das was man ist wahrgenommen wird - selbst wenn man in einigen Metern Entfernung aufrecht vor ihm steht. Hierzu darf die menschliche Körperform nicht mehr als solche erkennbar sein und Farben und Struktur der Tarnung müssen mit der Umgebung verschmelzen. Im militärischen Bereich verwendet man hierzu so genannte Ghillie Suits - spezielle Tarnanzüge, die hauptsächlich von Scharfschützen verwendet werden. Sie bestehen meist aus verschiedenfarbigen ausgefransten Tarnfasern, die unregelmäßig und eng an die Anzüge angebracht sind.

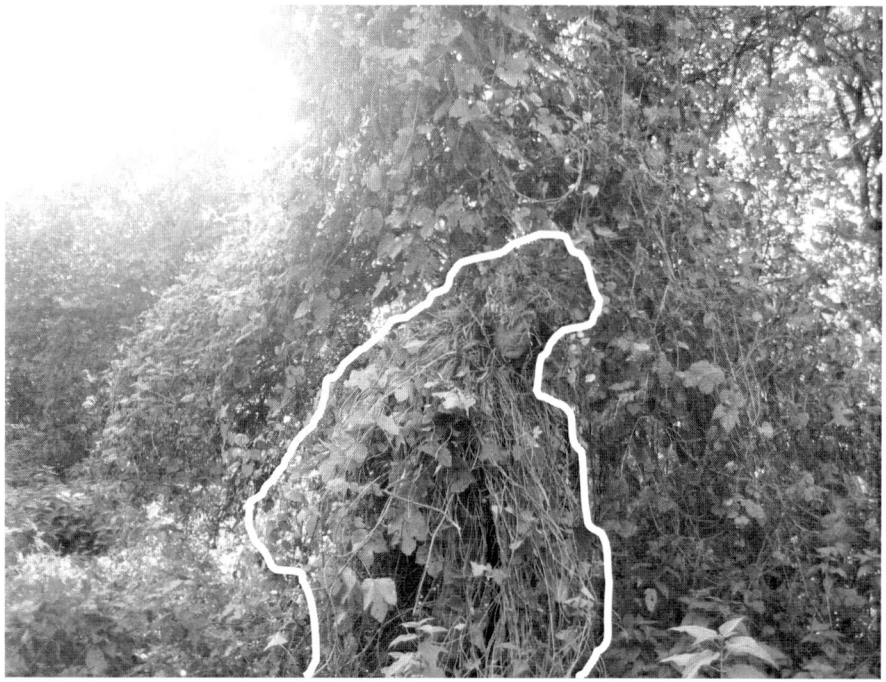

Meine Waldläufer-Version des Ghillie Suits kommt natürlich wieder ohne jedes Hilfsmittel aus und wird nur aus Materialien der Natur hergestellt. Je nach den Gegebenheiten vor Ort muss man mit 1 bis 2 Stunden Arbeitszeit rechnen, um solch einen Tarnumhang herzustellen.

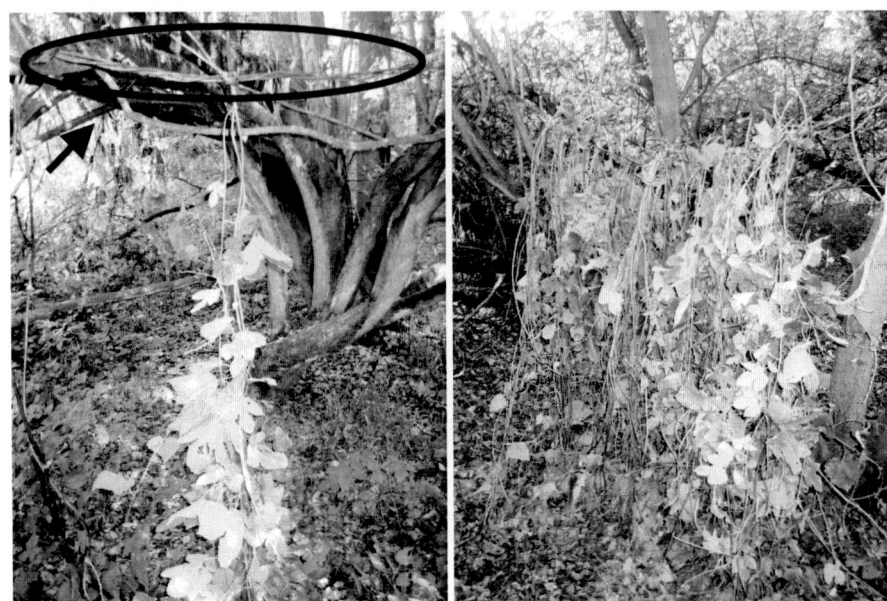

Für den Bau benötigt man eine große Anzahl von Kletterpflanzen. Alle Pflanzen, die lang herabhängend wachsen oder an den Bäumen aufwärts ranken, sind geeignet. In unseren europäischen Breiten wären das zum Beispiel: Efeu, Hopfen, Waldrebe, Waldgeißblatt, Jungfernrebe...

Zunächst sucht man sich eine dickere Ranke von 2 bis 3 Metern Länge, oder man verwendet mehrere ineinander verdrehte kürzere Ranken. Sie sollten gut biegsam und nicht zu steif sein, da sie als Nächstes zwischen zwei Bäumen oder Ästen gespannt werden. Dies ist die Hauptranke auf der nun alles Weitere aufbaut. Nach Möglichkeit spannt man die Hauptranke ungefähr in eigener Schulterhöhe auf. Der gespannte Teil sollte etwa 1 bis 1 ½ Meter Breite besitzen.

An die Hauptranke werden nun unzählige weitere Ranken angeknotet, so dass sie von ihr herab hängen. Dabei kann alles von entsprechender Länge verwendet werden. Die meisten Kletterpflanzen lassen sich recht gut anbinden. Bei manchen ist es einfacher, wenn man den entsprechenden Teil, der angeknotet werden soll, zunächst etwas weich klopft. So funktioniert das Binden viel leichter. Es können alle möglichen Pflanzenteile verwendet werden, egal ob mit oder ohne Blätter. Der spätere Tarneffekt wird hauptsächlich durch die Masse der angebrachten Pflanzenstränge erreicht.

Alles was zu lang auf dem Boden liegt wird abgebrochen. Später würde man sonst ständig auf die zu langen Pflanzenteile treten und stolpern. Aus diesem Grund sollte die Hauptranke ungefähr in Schulterhöhe befestigt werden.

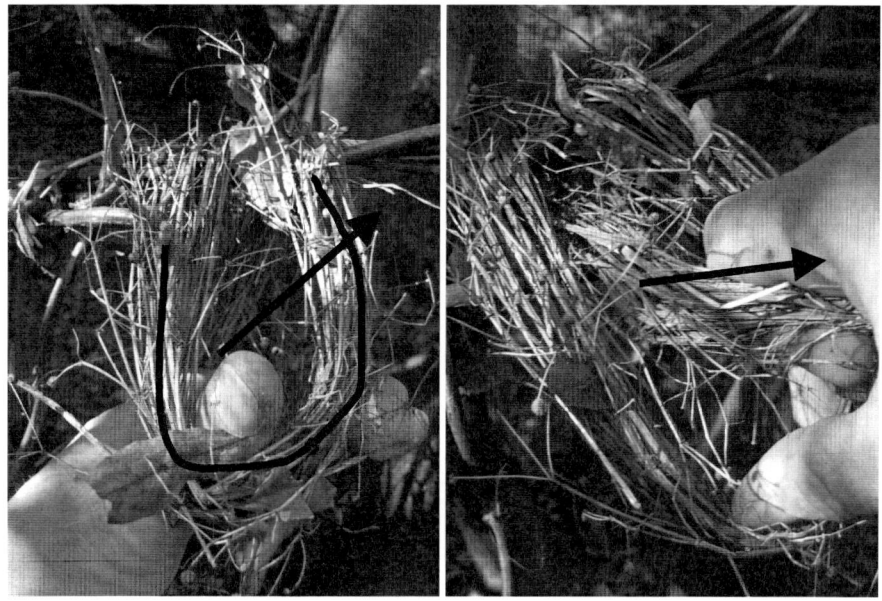

Wenn es eine entsprechende Länge besitzt, kann auch trockenes Pflanzenmaterial verwendet werden. Man nimmt es in der Mitte einfach doppelt, legt es um die Hauptranke und zieht die Enden durch die entstandene Schlaufe. So entsteht Stück für Stück eine Art Gardine, die über einen Meter Breite besitzen sollte.

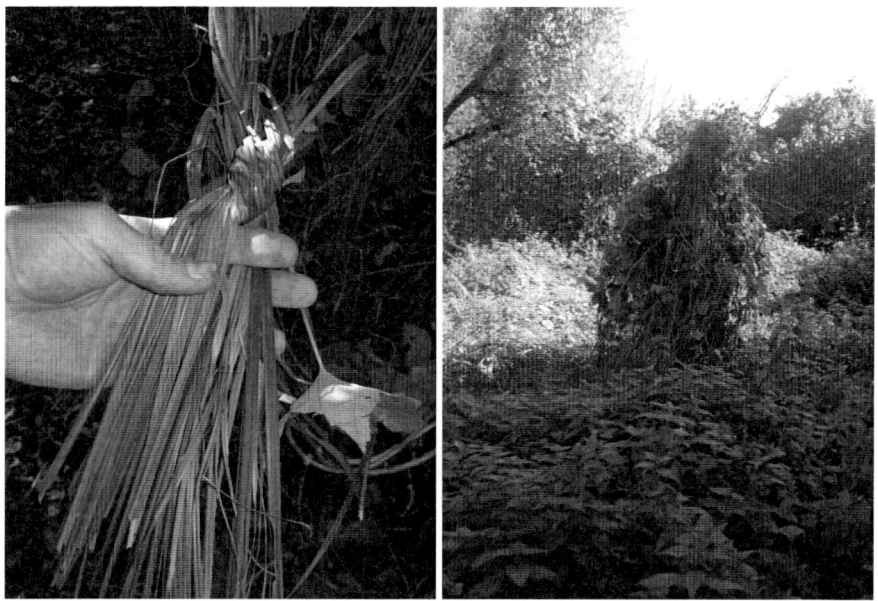

Lange Gräser und ähnlich geeignetes Pflanzenmaterial können zusätzlich an jeder Stelle des Umhangs eingebunden werden. Dazu werden sie einfach überall an die herabhängenden Ranken geknotet.

Nach einer Weile hat man sich so einen sehr dichten Tarnumhang hergestellt. Die Hauptrute kann nun rechts und links von ihren Befestigungspunkten abgenommen und wie ein Umhang um die eigenen Schultern geworfen werden. Die Enden der Hauptrute kann man sich vor dem Hals zusammenknoten, damit der Umhang nicht herabrutscht. So hat man auch die Hände frei und muss den Tarnumhang nicht ständig festhalten. Das Gewicht ist auf diese Weise auch recht gut zu tragen.

Wenn man sich zusätzlich noch einen Tarnhelm angefertigt hat ist der Tarneffekt enorm. Es ist kaum zu glauben wie effektiv dieser simple Tarnumhang ist. In der richtigen Länge hergestellt und mit ein wenig Übung, kann man sich mit ihm auch relativ gut durchs Unterholz bewegen.

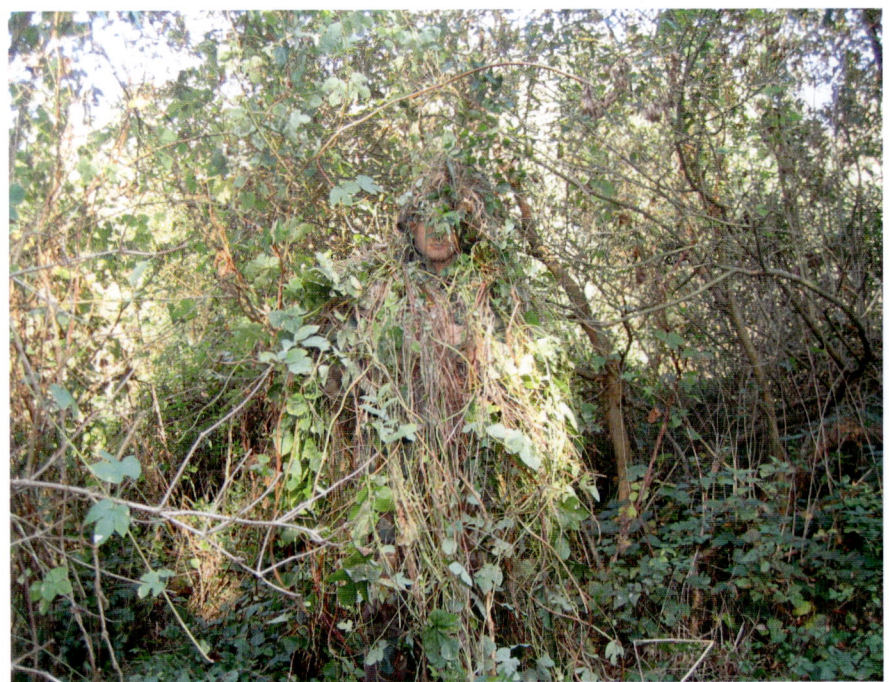

Etwas schneller kann man den kompletten Körper mit lang herabhängenden Ästen und Ähnlichem tarnen. Sehr gut eignen sich zum Beispiel die Äste von Trauerweiden oder den lang wachsenden Arten der Birken. Aber auch viele andere Baumarten und Rankenpflanzen können genutzt werden.

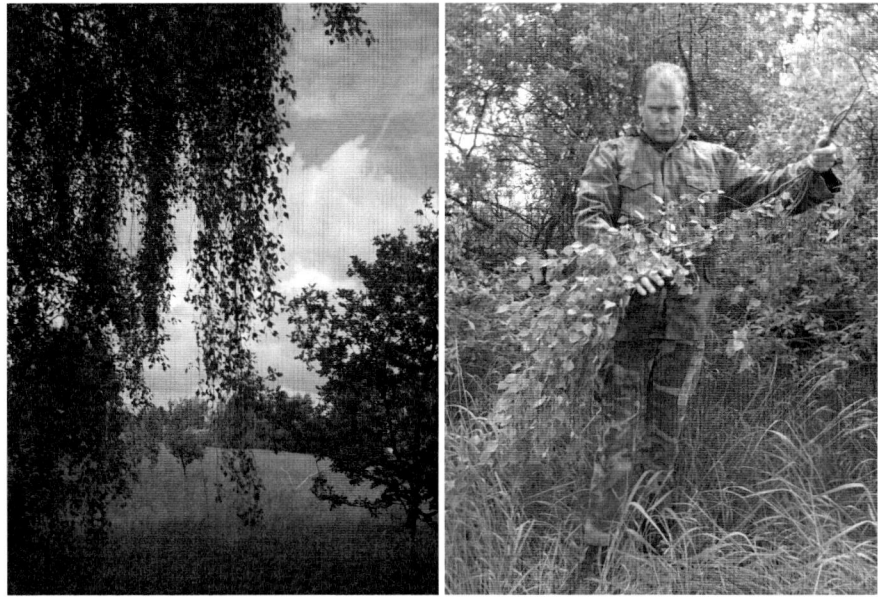

Als Erstes bricht man sich etliche der langen Äste immer knapp oberhalb einer Gabelung ab. Diese Astgabeln legt man sich nun um den Hals, so dass die Äste rund um den Körper herab hängen.

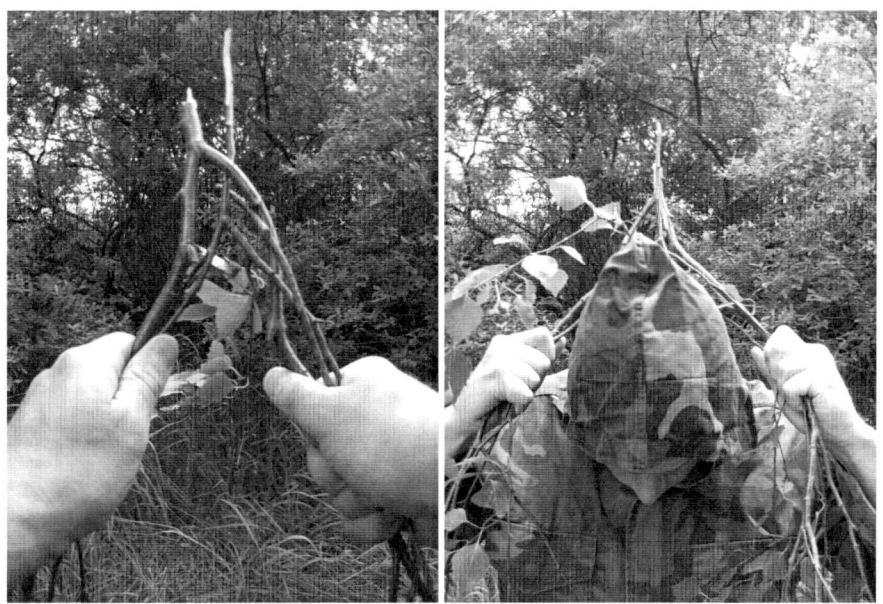

Dann noch einige der besonders langen und dünnen Zweige miteinander zu einem Ring verflechten. Diese Kopftarnung setzt man sich zusätzlich wie ein Stirnband auf. Der gesamte Körper kann so innerhalb von 10 Minuten getarnt werden.

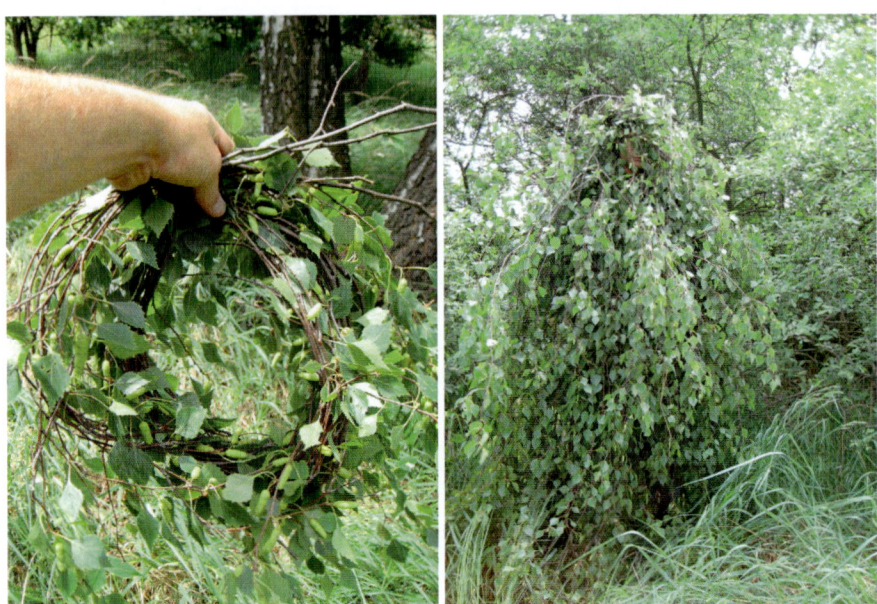

Egal für welche Art der Tarnung oder welches Tarn-Hilfsmittel man sich entschieden hat, wenn man nicht gesehen werden möchte, muss man sich immer langsam und gleichmäßig fortbewegen. Schnelle und ruckartige Bewegungen fallen sofort auf, egal wie gut die eigene Tarnung auch ist. Je langsamer und fließender eine Bewegung ist, umso schwerer fällt es uns, sie wahrzunehmen. Selbst wenn man sich während einer Fortbewegung phasenweise unbeobachtet oder unsichtbar vorkommt, bleibt man immer bei dieser zeitlupenartigen Bewegungsform. Schnelle Bewegungen oder Laufen sollte man nur durchführen, wenn man keine anderen Alternativen besitzt (Flucht...). Bei Stopps bleibt man nicht stehen, sondern man legt sich hin oder geht in eine Hockstellung. Dabei sollten für Pausen, wie auch für die Fortbewegung allgemein, immer Schattenbereiche bevorzugt werden. Sonnige und offene Stellen, Lichtungen und Grenzbereiche in der Vegetation sind zu meiden. Sobald die Gefahr einer Beobachtung droht friert man seine Bewegungen sofort blitzartig ein.

Um möglichst wenig Geräusche zu verursachen, achtet man immer darauf wohin man als nächstes tritt. Die Umgebung darf dabei aber niemals vernachlässig werden. Besonders in der Nacht sind Geräusche weit und deutlich hörbar.

Natürliches Bindematerial

Im den Themenbereichen dieses Buches ist immer wieder von natürlichem Bindematerial die Rede. Wenn man ohne Ausrüstung draußen in der Natur unterwegs ist, kommt man immer wieder in Situationen in denen man Bindematerial gut gebrauchen könnte, um ein gebasteltes Hilfsmittel noch etwas zu verstärken. Alle in diesem Buch beschriebenen Bauten sind nur aus dem vor Ort vorgefundenen Pflanzenmaterial zusammengesetzt. Sie wurden verklemmt und mit natürlichem Bindematerial verstärkt. Hier möchte ich nun einige Tipps geben was verwendet werden kann.

Schon vor langer Zeit wurden Schnüre und Seile aus pflanzlichem Material hergestellt. Die Menschen haben diese Techniken immer weiter verbessert und das Flechten, Drillen und Weben zu einer Kunst verfeinert. Aber auch mit recht einfachen Mitteln kann man aus Pflanzenfasern eine Schnurr fertigen. Am bekanntesten sind wohl Schnüre aus Brennnessel und Hanf. Hochwertige Schnüre herzustellen bedarf aber auch sehr viel Zeit - die man draußen meist nicht hat oder besser mit Wichtigerem verbringen sollte. Bindematerial braucht man immer plötzlich. Vielleicht baut man sich gerade ein paar Schneeschuhe, da ein Weiterkommen ohne nicht mehr möglich ist. Man möchte aber schnellstmöglich weitermarschieren und nicht die nächsten Tage mit dem Herstellen einer Schnur verbringen. Für den Waldläufer kommt somit nur Bindematerial in Frage, dass er schnell und ohne besonderen Aufwand herstellen kann. Diese Art von Bindematerial wird natürlich niemals die Festigkeit von gewebten Schnüren besitzen. Aber es reicht aus, um ohne großen Aufwand etwas zu verbinden. Außerdem kann man damit immer wieder schnell Reparaturen durchführen.

Das am schnellsten herzustellende Bindematerial besteht aus langen Gräsern oder langem Pflanzenmaterial. Dieses darf allerdings nicht frisch und grün sein, es würde sofort zerreißen. Geeignet sind bereits vertrocknete, durch die Witterung aber feuchte Pflanzenteile. Sie sind biegsam und relativ reißfest, solange das Verwelken nicht schon zu weit fortgeschritten ist. Feuchte braune Gräser eignen sich besonders gut. Zu trockenes Material zerbricht, wenn man versucht es zu biegen. Dieses müsste erst wieder für längere Zeit in Wasser geweicht werden. Nach ein paar Versuchen findet man schnell heraus was sich eignet und was nicht.

Zum Binden sucht man sich möglichst langes Pflanzenmaterial und bündelt immer mehrere Halme zusammen. Auch Seile bestehen ja aus vielen einzelnen Fasern, die dem gesamten Seil seinen Halt verleihen.

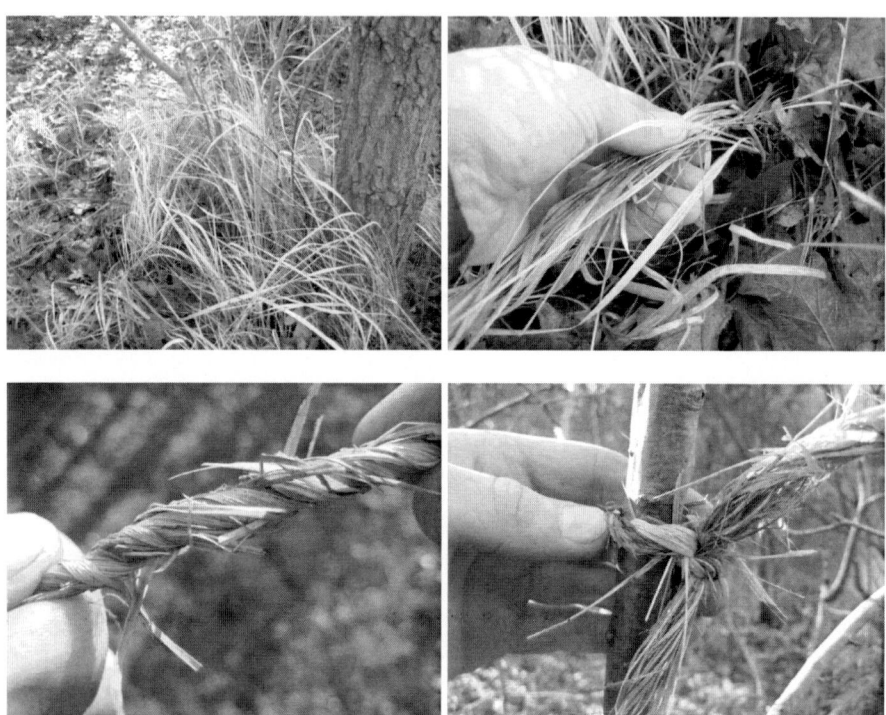

Die einzelnen Halme werden dann zwischen den Händen miteinander verdreht, um die Festigkeit des Bindematerials zu erhöhen. Dieses Verdrehen ist das Wichtigste und muss auch bei allen in folgenden beschriebenen Möglichkeiten angewendet werden. Nun knotet man es dort fest wo es benötigt wird. Die Knoten dürfen auf keinen Fall so fest zugezogen werden, wie man es von Bändern und Schnüren gewohnt ist. Ansonsten reißen sie sehr schnell. Wenn man aber mit viel Gefühl arbeitet, hat man den nötigen Dreh schon nach wenigen Versuchen heraus. Die Festigkeit solcher Verbindungen ist nicht zu unterschätzen, auch wenn sie immer wieder einmal erneuert werden müssen.

Natürlich ist man hier in der Länge des Bindematerials eingeschränkt. Viel längeres und auch festeres Bindematerial bekommt man durch die Verwendung von langen Pflanzen, wie sie oft an Gewässern zu finden sind. Durch ihren dickeren Wuchs sind sie auch um einiges reißfester. Hergestellt wird das Bindematerial auf die gleiche Art und Weise. Mehrere Halme werden zusammen genommen und miteinander verdreht. Durch ihre Länge ist es nur nicht möglich sie zwischen den

Händen zu verdrehen. Am besten nimmt man ein Ende der Halme in den Mund und hält sie so fest. Die Hände können das Ganze dann ziemlich schnell zu einer Schnur verdrehen. Mit solch einer Schnurr lässt sich schon um einiges mehr anfangen. Aber auch sie zerreißt, wenn man zu wild an ihr zerrt.

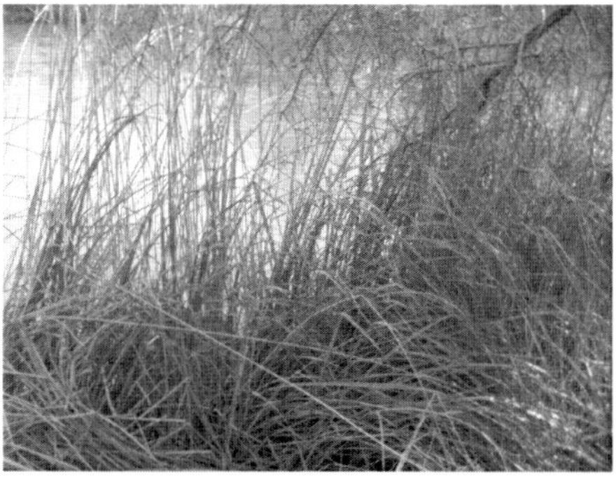

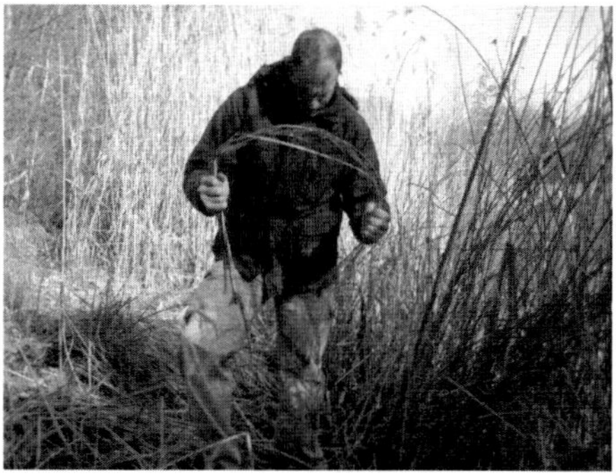

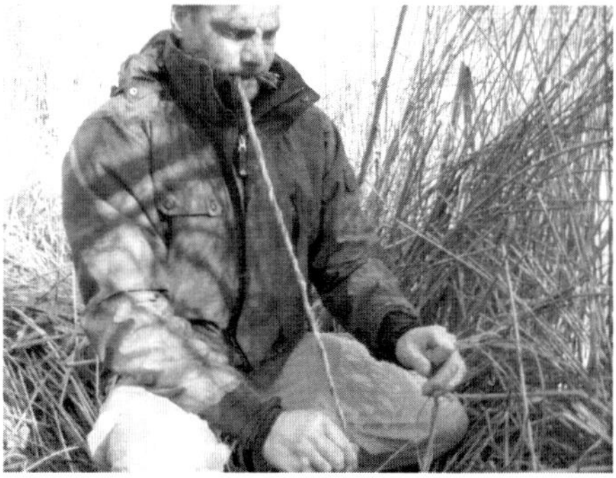

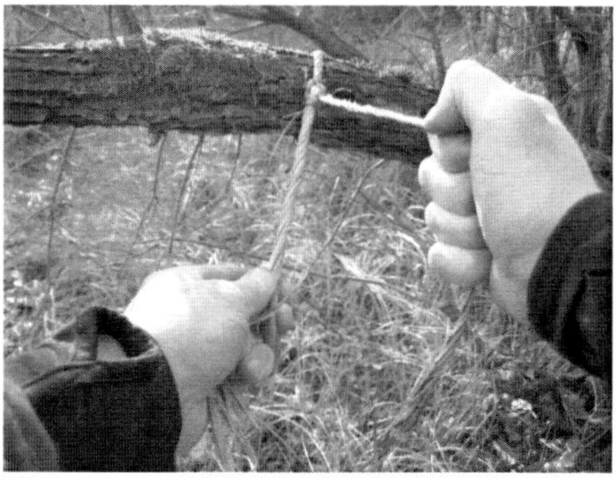

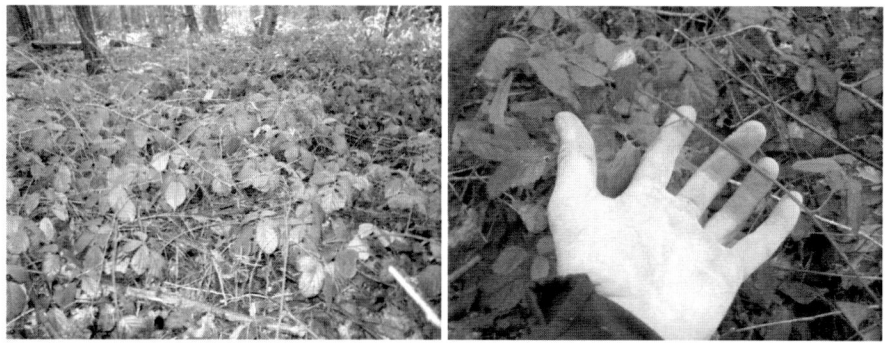

Viel reißfester ist Bindematerial, das man aus langen Rankenpflanzen herstellt. Besonders gut eignen sich zum Beispiel die Ranken der Wald-Brombeere.

Sie müssen als Erstes mit einem Stein von den vielen Stacheln befreit werden. Die langen Ranken können jetzt aber nicht einfach verknotet werden, denn dann würden sie brechen. Zuvor muss man sie mit einem Stein weich klopfen. Dadurch zerstört man den harten holzigen Innenteil und die Ranke wird biegsam. Ruhige nicht zu feste Schläge anwenden. Zu starke Schläge zertrennen die Ranke nur und machen sie unbrauchbar.

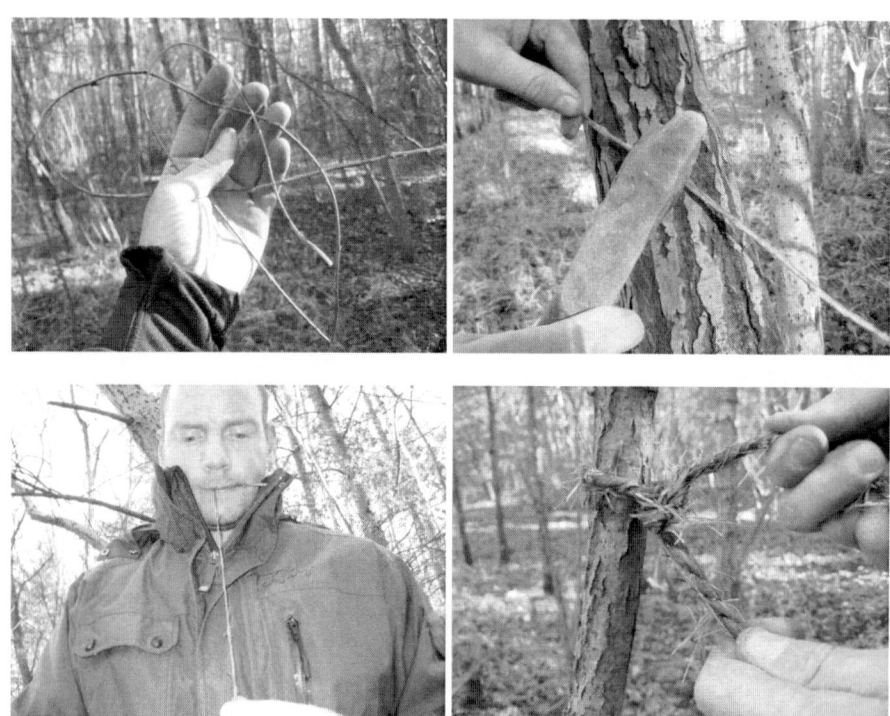

Anschließend wird die Ranke wieder verdreht. Um die Festigkeit zu erhöhen, kann man mehrere Ranken zusammen verdrehen oder man nimmt eine Ranke doppelt und verdreht sie dann noch ein weiteres Mal.

Am reißfestesten ist wohl Bindematerial aus dünnen Wurzelzweigen. Hier vorzugsweise Wurzeln von Nadelbäumen. Um an sie zu gelangen muss man nicht besonders tief graben. Schon nach wenigen Zentimetern findet man die ersten Verzweigungen, die man aus dem Boden zieht.

Verwendet werden können die feineren Wurzeln, die dann aber wieder zu Mehreren miteinander verdreht werden müssen. Aber auch die etwas dickeren Wurzeln sind gut verwendbar. Sie werden zuvor auch mit einem Stein weich geschlagen und dann verdreht.

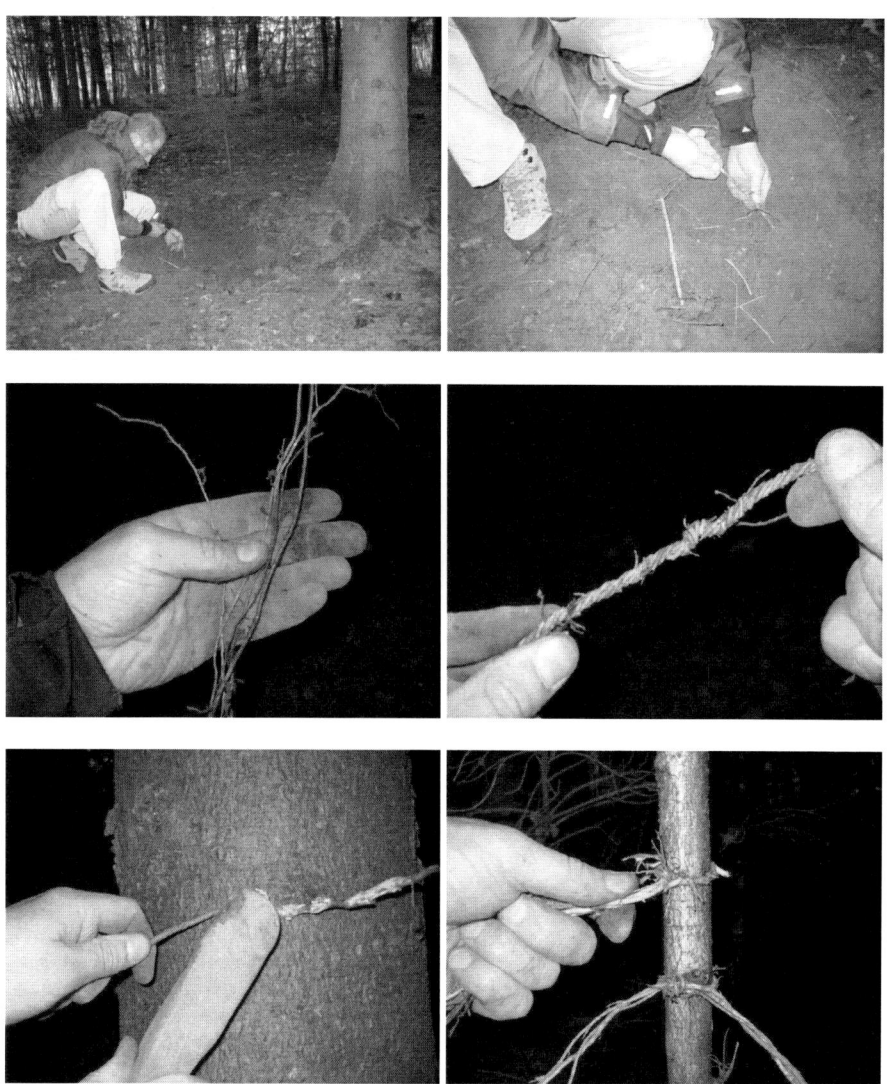

Eine weitere Möglichkeit für die Herstellung von natürlichem Bindematerial ist die Verwendung von Rinde, die man von dünnen frischen Zweigen abzieht. Allerdings eignen sich nicht alle Büsche oder Bäume dafür. Besonders geeignet sind zum Beispiel die langen Ruten der Weide. Diese Möglichkeit ist zugleich auch die Aufwendigste und nur zu oft zerreißen die Rindenstücke schon bei der Herstellung.

Zuerst knickt man die Rute einseitig alle paar Zentimeter ab, ohne dabei die Rinde in Knickrichtung zu beschädigen. Jetzt können die einzelnen Holzstücke ganz vorsichtig von der Rinde gezogen werden. Die übrig gebliebenen harten Holzreste muss man ebenfalls vorsichtig entfernen. Anschließend wird die Rinde wieder verdreht, eventuell doppelt genommen und nochmals verdreht.

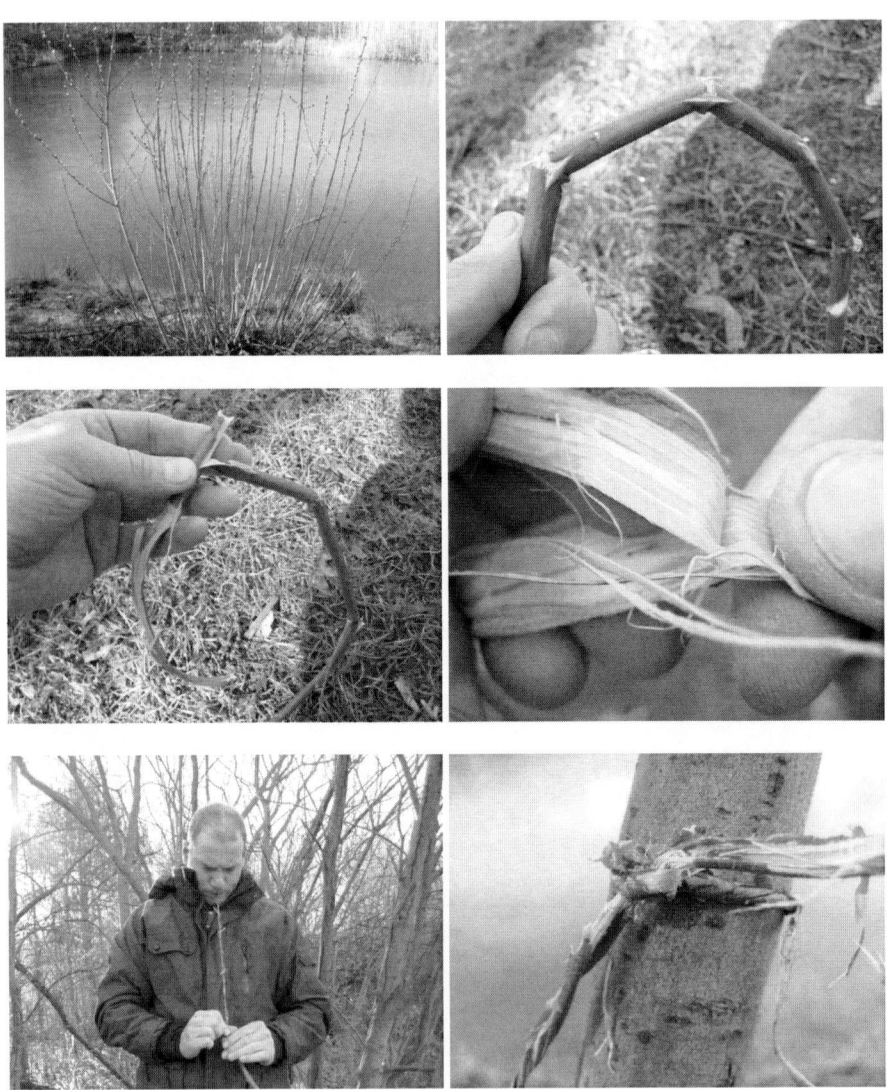

Überwinden von Hindernissen

Eisflächen:

Gefrorene Wasserflächen zu betreten ist sehr gefährlich. Bricht man ein, bleibt einem nicht viel Zeit sich selbst zu retten. Das Wasser hat eine Temperatur von nur wenigen Grad. Nach einigen Minuten werden einem die Glieder steif und man kann sich nicht mehr festhalten oder selber herausziehen. Durch die starke Unterkühlung könnte außerdem ein Bewusstseinsverlust eintreten. Bei fließenden Gewässern besteht zusätzlich die Gefahr durch Unterströmungen direkt unter das Eis gezogen zu werden. Die dicke im Winter getragene Kleidung unterstützt dies, da sie sich mit Wasser voll saugt und sehr schwer wird.

Eisflächen sollte man also nur betreten, wenn man keine andere Möglichkeit hat, wie zum Beispiel das Umgehen des Gewässers. Bevor man eine Eisfläche betritt verschafft man sich erst einmal einen Überblick über die Beschaffenheit des Eises.

Die Eisstärken auf einem Gewässer können sehr unterschiedlich sein. Hier spielen die Sonneneinstrahlung, Bodenwärme, Strömungen, Zuläufe und Abläufe, aufsteigende Bodengase aus dem Schlick, Randbewuchs oder auch die Beschaffenheit des Eises eine Rolle.

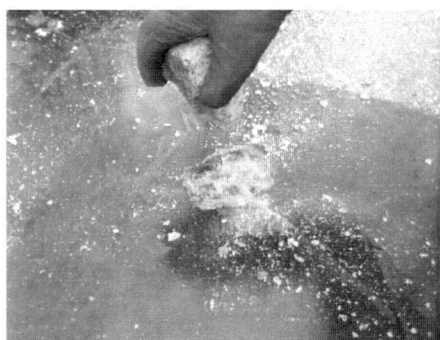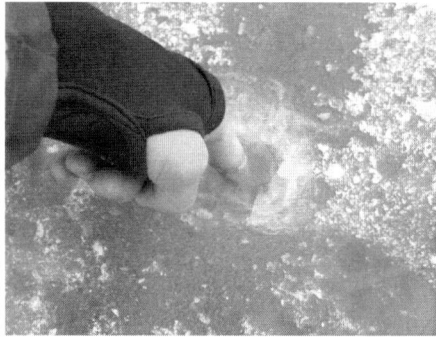

Um eine Person gut tragen zu können, muss das Eis eines stehenden Gewässers mindestens 3 bis 5 cm dick sein. Betretbare Eisflächen von fließenden Gewässern benötigen etwa 10 bis 20 cm Dicke. Je schneller ein Fluss fließt, desto unsicherer ist sein Eis. Um diese Eisdicken zu erreichen, müssen schon mehrere Tage lang durchgehend Minustemperaturen geherrscht haben. Tauwetter durch Plusgrade beeinträchtigt die Tragfähigkeit des dicksten Eises sehr schnell wieder negativ. Mit einem spitzen Stein kann man ein Messloch in die Eisdecke schlagen, um eine ungefähre Schätzung der Eisdicke vorzunehmen.

Besonders vorsichtig muss man an Stellen sein an denen Schilf oder Ähnliches durch die Eisdecke ragt. Hier ist die Schicht instabiler. Stark bewachsene Randbereiche sind also zu meiden. Überhaupt ist das Eis in Ufernähe meist dünner und bricht daher leichter. Oft liegt es teilweise hohl auf oder ist in seiner Oberfläche durch unzählige Steine durchbrochen.

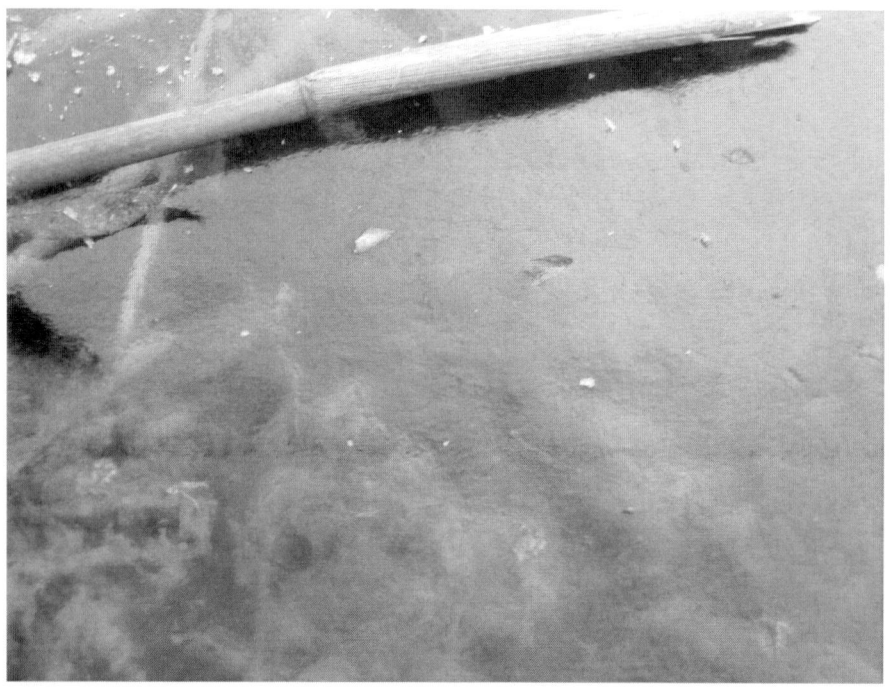

Klares durchsichtiges Eis ist am tragfähigsten. Da Schnee ein schlechter Wärmeleiter ist, sind schneebedeckte Eisflächen meist dünner. Undurchsichtige Eisflächen, so genanntes Schnee-Eis, ist ebenfalls instabiler als klares Eis. Das hohe Gewicht des Schnees drückt auf die Eisfläche. Durch Risse im Eis steigt Wasser nach oben, durchtränkt den Schnee und gefriert wieder. Dies kann sich mehrfach wiederholen und sorgt für viele kleine Lufteinschlüsse, die das Eis instabil machen. Schnee-Eis benötigt die doppelte Dicke um die Tragfähigkeit von klarem Eis zu erreichen.

Auch Wasserflecken und Verfärbungen können Hinweise auf brüchige Stellen sein. Besonders dunkle Stellen markieren oft recht dünnes Eis. Wenn man die ersten

Schritte auf die Eisfläche macht, sollte nichts knistern und knacken. Ebenso sollten sich keine feinen Risse bilden oder schwallweise Wasser an die Oberfläche treten. In diesen Fällen die Eisfläche sofort wieder verlassen!

Wenn man sich vorsichtig Schritt für Schritt über das Eis tastet ist ein stabiler Stab recht hilfreich. Mit ihm kann man die Eisfläche vor sich abtasten und auf dünne Stellen prüfen. Sollten oben beschriebene Auffälligkeiten auftreten, auf keinen Fall weiter vorgehen. Langsam zurück zum Ufer bewegen. Ist dies nicht möglich, sofort flach auf das Eis legen, breit machen und nur noch kriechend zurück bewegen. So verteilt sich das Körpergewicht auf eine größere Fläche. Hierbei möglichst keine ruckartigen Bewegungen machen.

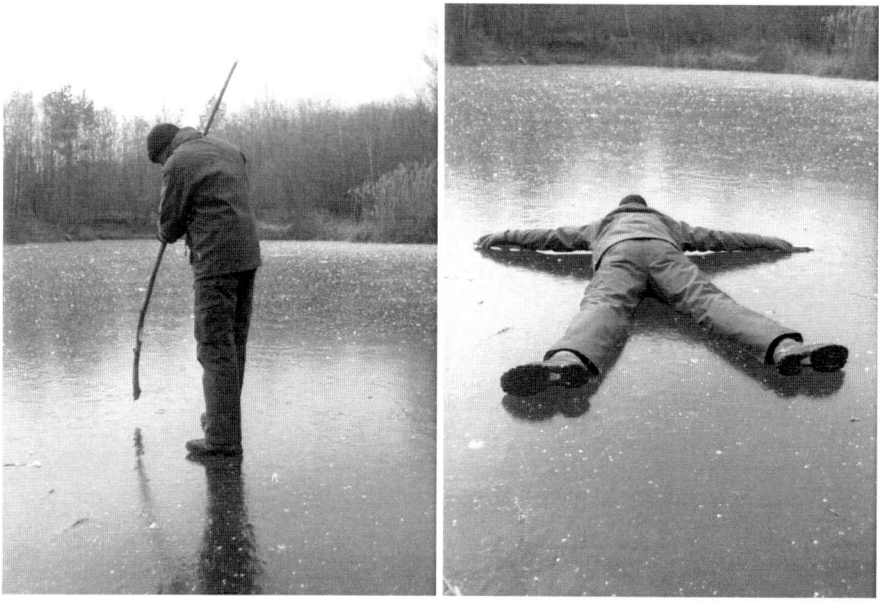

Um die Gefahr des Einbrechens zu mindern, kann man sich mit Baumstämmen behelfen, die das Körpergewicht auf eine breite Fläche verteilen.

Dazu sucht man sich 2 nicht zu dünne Stämme von etwa 3 Metern Länge. Gut geeignet ist halbmorsches Holz das noch eine gewisse Stabilität besitzt, aber zerbrochen werden kann wenn man es zwischen zwei Baumstämmen verhebelt. Ansonsten muss man sich mühsam mit einem scharfen Stein als Axt behelfen und frisches Holz schlagen. Da die Steine im Winter aber oft festgefroren sind, ist die Brechmethode die einfachere Möglichkeit.

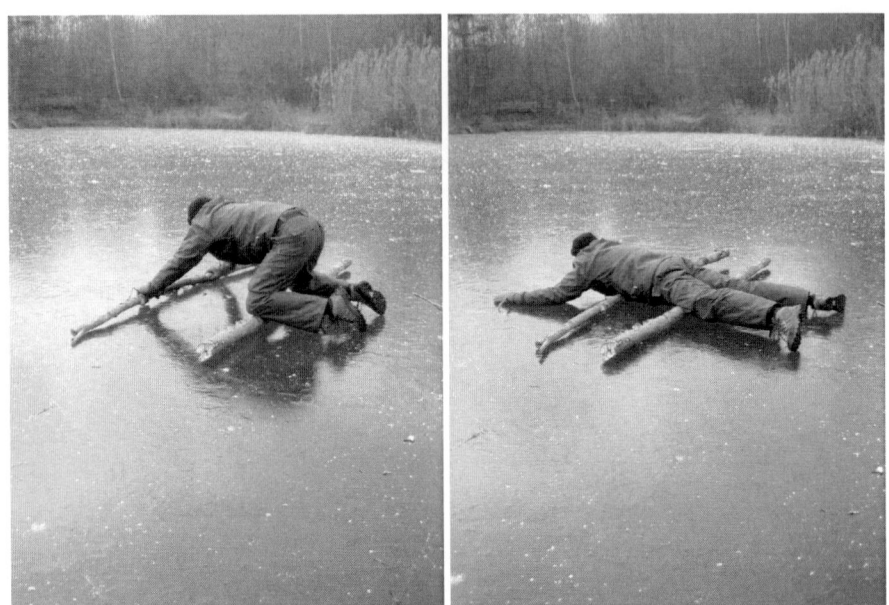

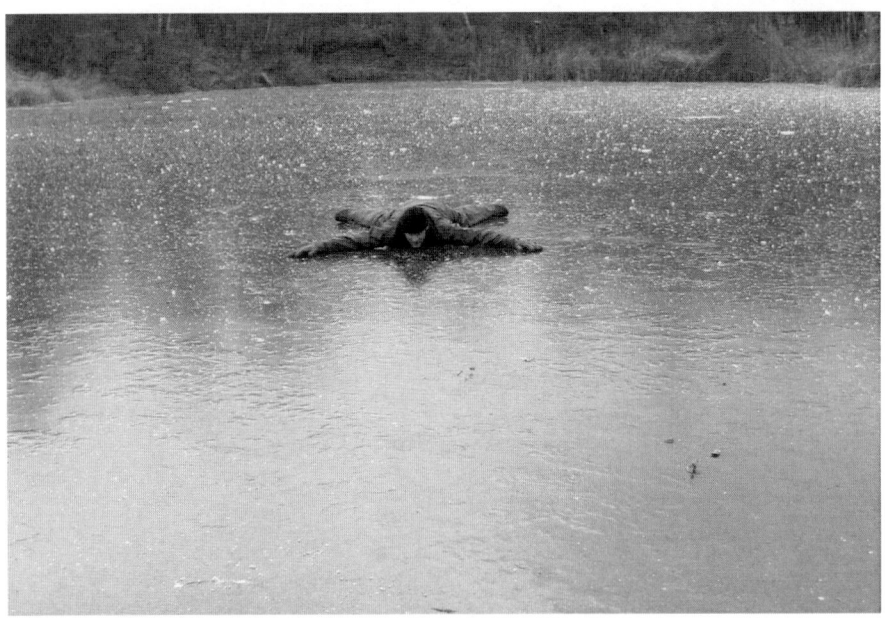

Ob stehend liegend oder mit Hilfsmitteln, auf jeden Fall bewegt man sich immer langsam und gleichmäßig über das Eis. Jeder Sturz erhöht das Risiko des Einbrechens.

Sollte man doch einbrechen, muss man schnellstmöglich die Arme weit auseinander spreizen und versuchen Arme und Beine wieder auf das Eis um das Loch zu bekommen. Dann schiebt man sich langsam immer weiter auf das Eis und robbt flach und breit ausgestreckt liegend zum Ufer. Die starke Unterkühlung durch das Eiswasser bedeutet absolute Lebensgefahr. Man muss versuchen sich **langsam** aufzuwärmen und dabei Anstrengungen bestmöglich vermeiden!

Bäume:

Auch Bäume können Hindernisse darstellen, wenn man sie erklimmen möchte, die ersten stabilen Äste aber erst in einigen Metern Höhe zu finden sind. Manch Einer wird sich fragen, wozu man eigentlich auf einen Baum klettern sollte. Für das Leben draußen in der Natur gibt es etliche Gründe einen Baum zu besteigen. Man kann von ihm hervorragend Ausschau halten und nach dem richtigen Weg oder etwas Anderem suchen. Man kann sich auf ihm verstecken oder vor wilden Tieren schützen, indem man auf ihm übernachtet. Vielleicht möchte man an seine schmackhaften Früchte gelangen oder an ein Vogelnest und dessen Inhalt. An Bäumen findet man auch fast immer recht trockenes Totholz für ein Feuer, während das auf dem Boden liegende viel zu feucht ist.

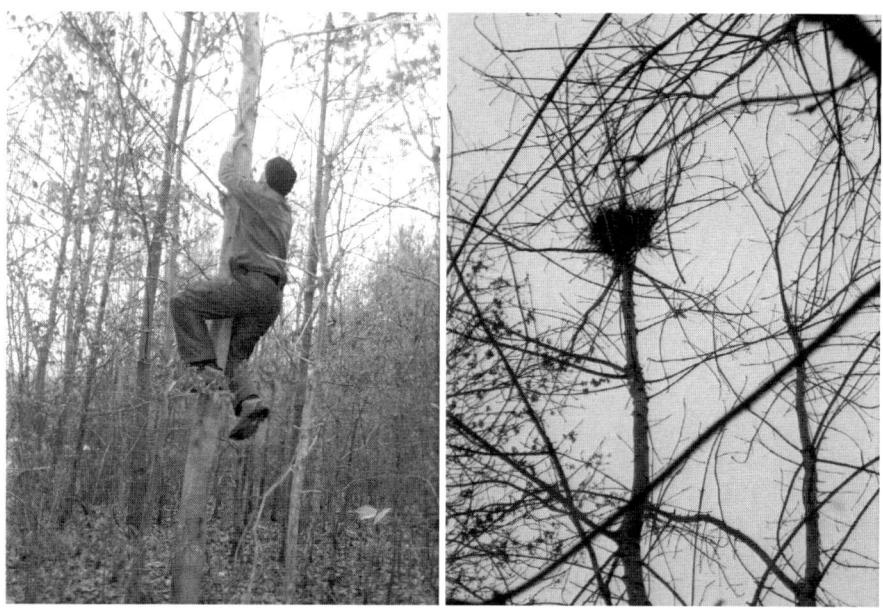

Reichen die Äste bis nach unten gibt es nicht viel zu erklären. Fast jeder wird in seiner Kindheit schon einmal auf einen Baum geklettert sein. Beginnen die Äste aber erst in einigen Metern Höhe muss man Hilfsmittel für sein Vorhaben finden.

Die einfachste Möglichkeit wäre jetzt wohl das Anlegen einer Leiter, also einer Steighilfe. Im Wald behilft man sich mit dem dicken Stamm eines umgefallenen Baumes, der noch viele stabile Äste oder zumindest Reste davon besitzt. Diesen lehnt man an den Baum den man erklimmen möchte – vorzugsweise in eine Astgabel. Vor dem Aufstieg muss man sich aber unbedingt vergewissern, dass diese Steighilfe nicht bereits zu morsch ist und beim Klettern unter dem eigenen Gewicht zusammen bricht.

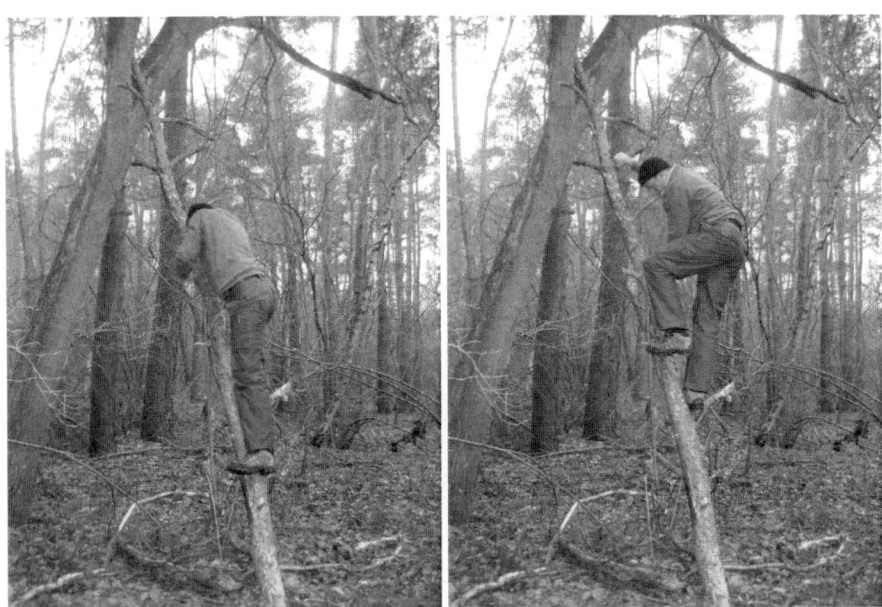

Dummerweise ist solch eine Steighilfe aber oft nicht zu finden, wenn man sie gerade braucht. Entweder ist der Stamm viel zu schwer, um ihn heben zu können oder aber er ist schon so morsch, dass er beim Anheben bereits zerbricht. Viele genügend stabile Stämme besitzen ein dicht verzweigtes Astwerk, so dass man sie nicht durchs Unterholz gezogen bekommt, da sie überall hängen bleiben und verkanten. Und findet man den perfekten Stamm ist er wahrscheinlich zwischen vielen anderen total verkeilt.

Doch wir können uns noch auf andere Weise behelfen. Ein Kletterhaken ist sehr oft ein nützliches und relativ einfach herzustellendes Kletter-Hilfsmittel. Er besteht aus einem langen stabilen Stamm eines dünnen Bäumchens mit einem dickeren seitlichen Ast daran. Wenn man nichts Passendes auf dem Waldboden findet, bricht man sich einen Kletterhaken ab oder schlägt sich einen mit einem scharfen Stein frisch zurecht.

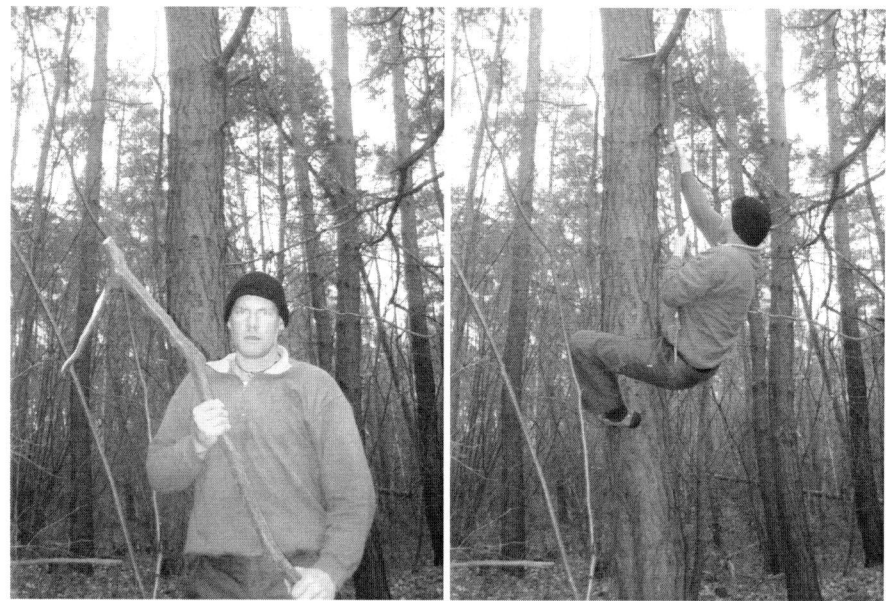

Er wird nun in den nächst besten und augenscheinlich genügend stabilen Ast des Baumes eingehängt, den man besteigen möchte. Dann kann man sich an ihm empor ziehen bis man diesen Ast erreicht. Die Beine werden dabei immer wieder um den Baumstamm geschlungen, damit man am Kletterhaken weiter nach oben greifen kann.

Hat man einen stabilen Ast erreicht, zieht man sich an ihm hinauf. Falls die nächsten dicken Äste des Baumes noch in zu großen Abständen zueinander stehen, wird der Kletterhaken auf dieselbe Art und Weise weiter verwand, um höher zu gelangen.

Rankenpflanzen als Kletterhilfsmittel zu benutzen ist nicht empfehlenswert. Ihr Inneres ist recht holzig und bricht, wenn man sich mit dem ganzen Körpergewicht an sie hängt. Dabei kann man sich sehr schwer verletzen, gerade wenn man aus mehreren Metern Höhe stürzt. Da die Hände noch im Greifreflex vom Festhalten und Heraufziehen sind, fällt man meist schmerzhaft auf den Rücken.

Bei etlichen Bäumen kommt man aber auch mit den beschriebenen Kletter-Hilfsmitteln nicht weiter. Ihre Äste beginnen erst in solchen Höhen, das man sich rein auf die eigene Körperkraft und Geschicklichkeit verlassen muss, um sie zu erklimmen. Die folgenden Techniken sollte man auf jeden Fall ab und zu trainiert haben, um im Fall der Fälle auch erfolgreich zu sein.

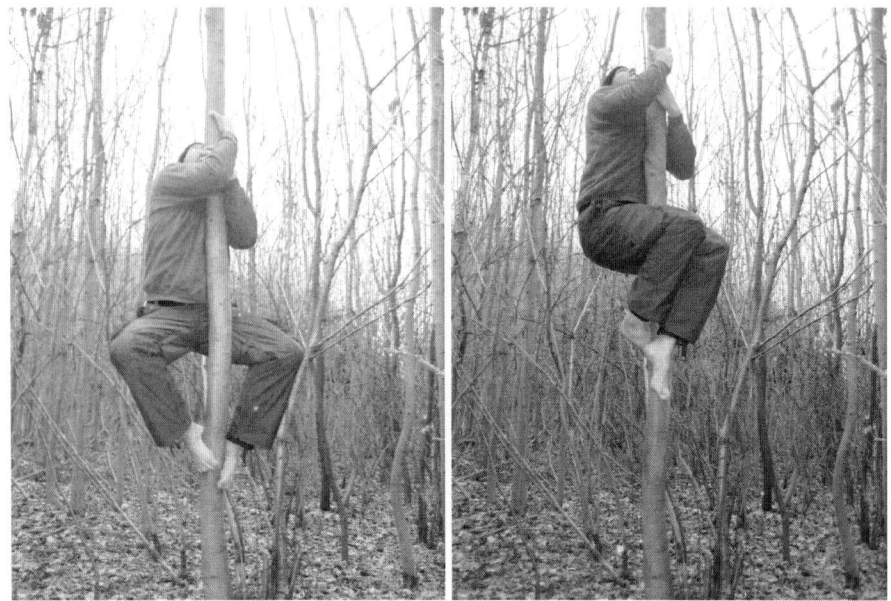

Dünne Baumstämme, die man noch gut greifen kann, werden nur mit der Körperkraft bezwungen. Man greift sie fest mit beiden Händen und presst den ganzen Körper gegen den Stamm, um so viel Reibungsfläche wie möglich zu haben. Die Sohlen werden seitlich gegen den Stamm gelegt und man drückt sich mit den gesamten Beinen aufwärts. Nun werden die Beine eng an den Stamm gelegt, um sich daran halten zu können. Die Unterschenkel und Füße können den Stamm dabei regelrecht umschlingen. Umso mehr Körperfläche am Stamm anliegt, umso einfacher kann man sich halten. Nun greifen die Hände ein Stück höher und die Bewegung beginnt von Neuem. Wenn man an sehr glatten Stämmen oder bei hoher Feuchtigkeit mit den Schuhsohlen abrutscht, klettert man am Besten mit den blanken Füßen. Mit etwas sandigem Dreck an den Händen und Füßen kann man sich dabei besser halten.

Bei dicken Baumstämmen, die nicht auf die eben erklärte Art und Weise erklettert werden können, muss man sich anderweitig behelfen. Hier nutzt man als Kletter-Hilfsmittel ein Bekleidungsstück. Das kann ein T-Shirt sein, ein Pullover, eine Hose oder was sonst geeignet erscheint.

Das Kleidungsstück wird um den Baumstamm gelegt und fest gegriffen. Dann legt man es über Kopfhöhe an den Stamm und zieht daran. Gleichzeitig werden die Füße an den Stamm gesetzt und man macht einige kleine Schritte am Stamm entlang nach oben. Die Beine drücken den Körper von Stamm weg, während die Arme in die entgegengesetzte Richtung ziehen. So kann man sich am Stamm halten.

Nun werden die Beine um den Baumstamm gelegt, um sich zu halten. Dabei presst man sich eng an den Stamm. Jetzt können die Arme das Kleidungsstück etwas höher schieben und die Bewegung beginnt von Neuem.

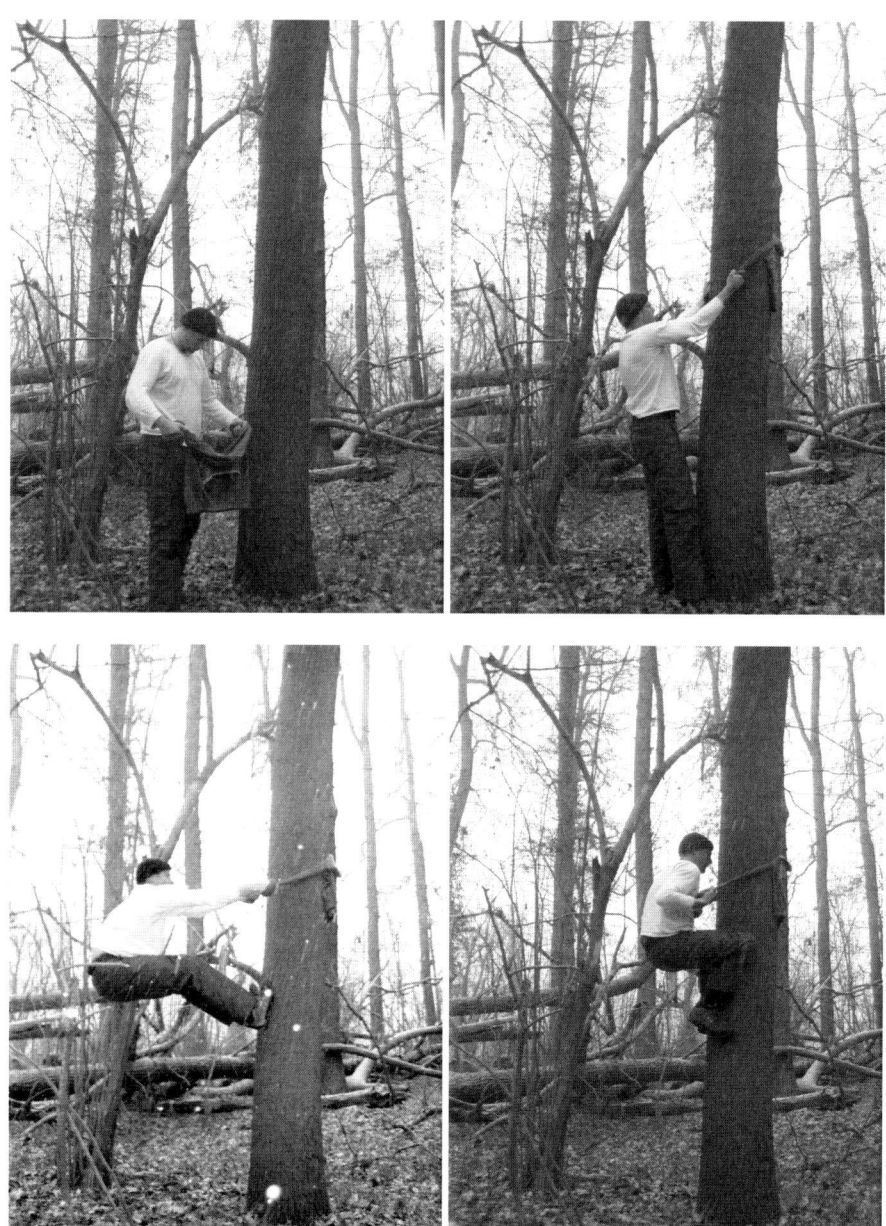

Umso rauer und trockener die Borke eines Baumes ist, umso einfacher kann man an ihr hinauf laufen. Bei sehr feuchter Witterung muss man eventuell aufgeben, da man ständig abrutschen könnte.

Als weitere Möglichkeit, die allerdings etwas mehr an Übung voraussetzt, kann man ein langärmliges Bekleidungsstück auch als Fußschlinge umfunktionieren.

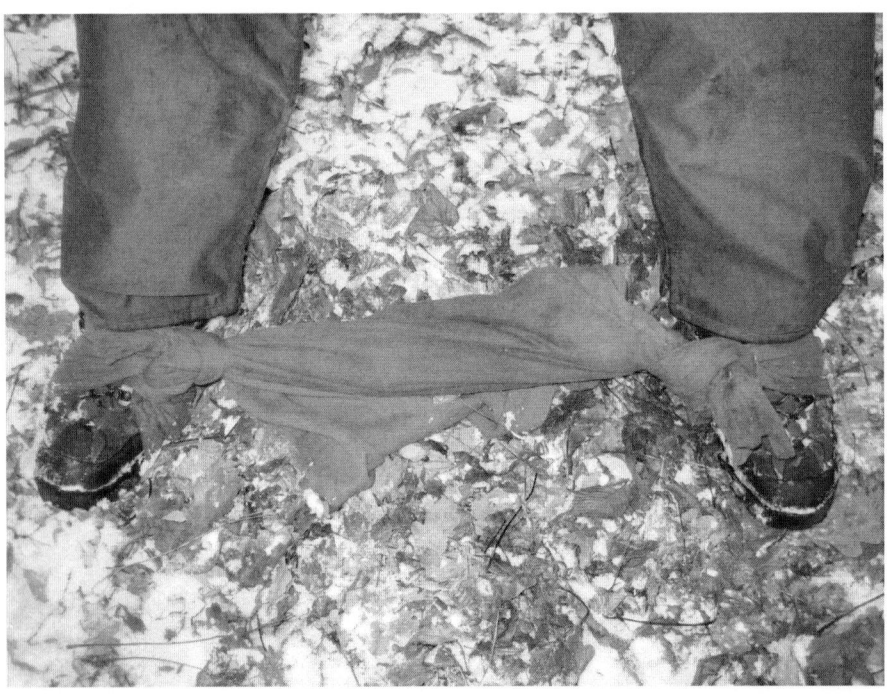

Dabei knotet man sich die äußersten Ärmelstücke jeweils um einen der Füße. Bei sehr dicken Schuhen reicht die Ärmellänge dafür manchmal nicht aus. In diesem Fall knotet man sich die Ärmel um die blanken Füße. Nicht jedes Kleidungsstück ist dafür geeignet. Zu grobes und festes Material wird sich nicht so knoten lassen, dass auch feste Knoten entstehen. Es müssen auf jeden Fall doppelte Knoten sein damit sich das Kleidungsstück beim Klettern nicht von den Füßen löst.

Nun stellt man sich vor den Baumstamm den man erklettern möchte und legt beide Arme fest um den Stamm. Dann werden die Beine angezogen und in dieser Höhe möglichst weit um den Baumstamm herumgelegt. Nun kann man sich nach oben drücken und die Arme können etwas höher erneut um den Stamm greifen. Die Bewegung beginnt von Neuem.

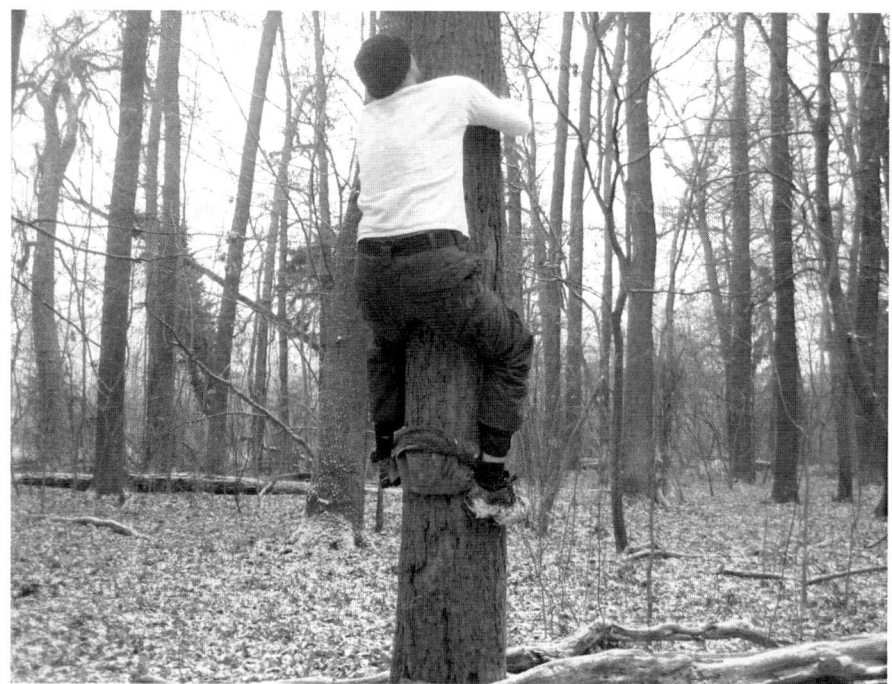

Stachelige Ranken-Gestrüppe

Wer viel zu Fuß in der Natur unterwegs ist wird das folgende Hindernis nur zu gut kennen. Man hat eine Richtung eingeschlagen die einen auf schnellstem Wege zum Ziel führen soll und plötzlich steht man vor einem anscheinend unüberwindbaren Gestrüpp aus stacheligen Rankenpflanzen. Besonders Brombeer-Ranken können eine bis zu zwei Meter hohe stachelige Gestrüpp-Hecke bilden. Früher wurden sie sogar als unüberwindbare Hindernisse zur Einfriedung von Grundstücken genutzt. Da diese und ähnliche Pflanzen meist nicht einzeln stehen sondern mehrfach wild durcheinander wuchern, bleibt einem dann nichts anderes übrig als vom geplanten Weg abzuweichen. Mit ein wenig Geschick können aber auch diese Hindernisse überwunden werden, ohne dass man sich heillos in ihnen verfängt.

Vor dem Einstieg in die Hecke sollte man freie Hautflächen bestmöglich schützen. Wenn man also aufgrund der Sommerhitze seinen Pullover nur locker um die Hüfte gebunden hat, zieht man ihn jetzt besser wieder an. Gleiches gilt natürlich auch für die Beine. Wer Handschuhe besitzt zieht auch diese an. Im Falle eines Sturzes oder beim Verheddern an den dicht bestachelten Ranken kann man sich so besser helfen. Allgemein lässt man am Besten keine Ausrüstung oder Bekleidungsteile frei und locker hängen, denn all dies kann sich zu leicht verfangen.

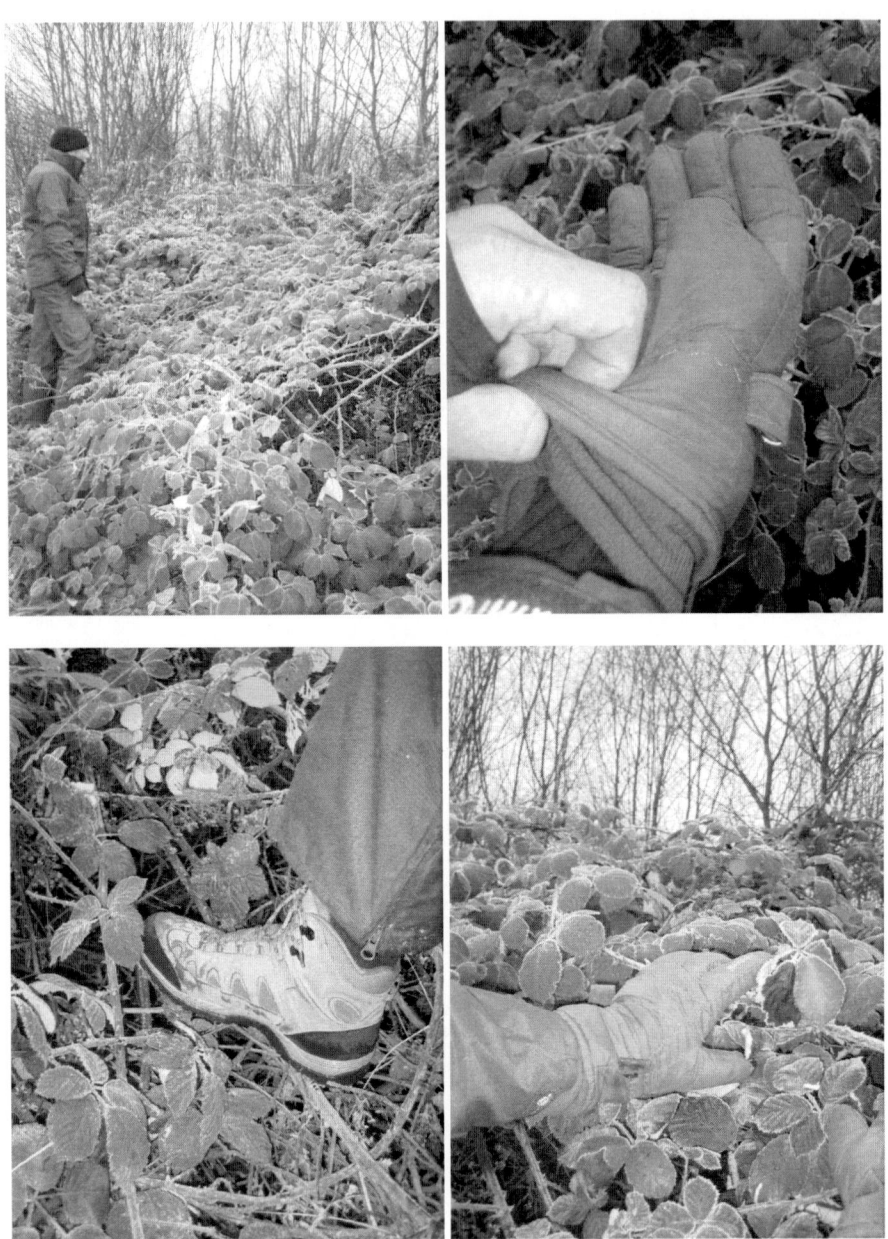

Während man sich nun durch das Gestrüpp vorarbeitet tritt man mit kurzen Schritten von einer Ranke auf die Nächste. Dabei muss man die Beine teilweise recht hoch heben, um die nächste Ranke herab treten zu können. Sehr hohe Ranken drückt man mit den Händen herab. Besitzt man keine Handschuhe, kann man die Hände schützen indem man sie in die langen Ärmel der Oberbekleidung steckt. Ansonsten kann man sich auch mit einem Stock oder etwas ähnlich Nutzbarem behelfen. Man bewegt sich also langsam und dampfwalzenartig vorwärts und tritt dabei die Gestrüpp-Hecke herab. Man sollte es meiden aus Faulheit unter einigen Ranken hindurchzutauchen. Zumeist verheddert man sich dabei und kommt im dümmsten Fall noch zu Sturz. Natürlich läuft man nicht stur geradeaus, sondern sucht sich auch mitten in der Hecke immer wieder den bestmöglichen Weg.

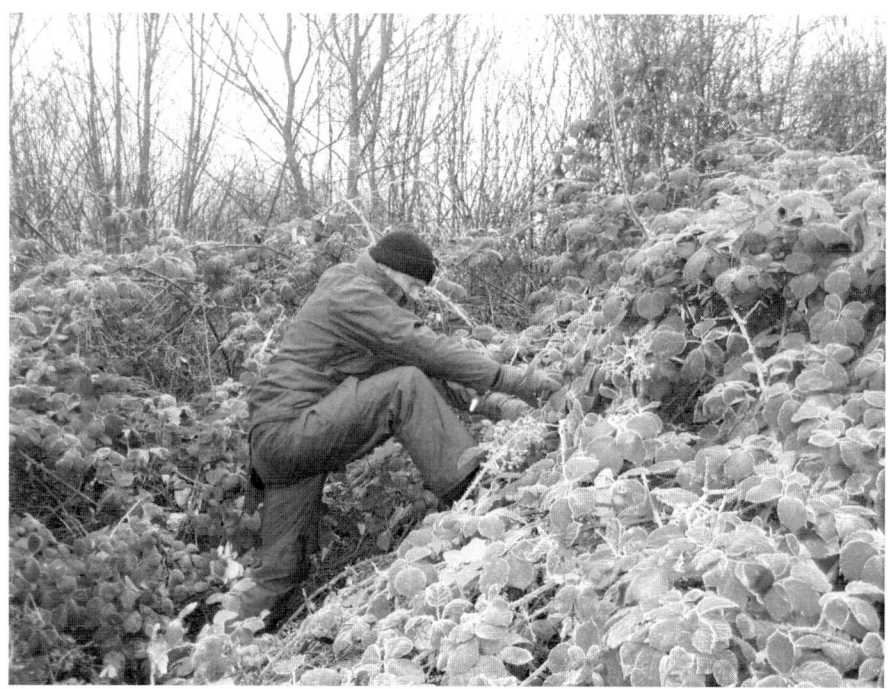

Steilgelände:

Was ein anspruchsvolles Steilgelände darstellt ist abhängig von der persönlichen Einschätzung, der Körperkraft, den Ausdauerfähigkeiten und der eigenen Geschicklichkeit.

Zuerst einmal sollte man immer überprüfen, ob es wirklich nötig ist ein Steilgelände hinauf oder herab steigen zu müssen. Gibt es vielleicht einen anderen, wenn auch längeren Weg?
Hat man keine andere Wahl, versucht man möglichst in Serpentinen zu steigen. Man muss auf diese Weise zwar eine viel längere Strecke zurücklegen, bewegt sich

aufgrund der geringeren Steigung so aber viel sicherer. Ein oder zwei stabile Stöcke sind unbezahlbare Helfer. Sie bieten Sicherheit im schweren Gelände, schützen vor Stürzen und helfen enorm beim Aufstieg, da man sich auch mit den Armen aufwärts drücken kann.

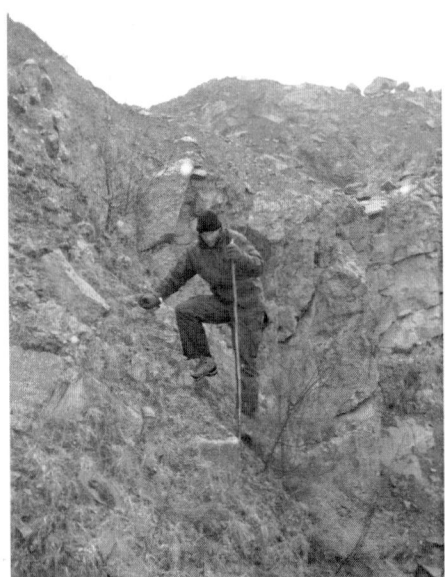
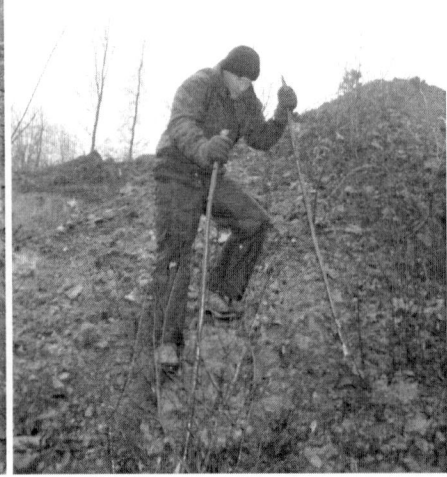

Ob nun beim Aufstieg oder beim Abstieg, um sich nicht zu verletzten sollte man immer sehr langsam und vorsichtig gehen. Ein Sturz kann böse Folgen nach sich ziehen. Aber auch bereits ein verstauchter Knöchel reicht aus, um fern ab der Zivilisation in eine Survival-Situation zu geraten oder die bisherigen Überlebenschancen in einer Survival-Situation extrem zu verringern. Kleine, den Untergrund ständig prüfende Schritte sind von enormer Bedeutung. Besonders bei instabilen Untergründen wie Geröll oder loser Erde. Vorsicht auch bei Feuchtigkeit. Nasses Gras oder nasse Felsen sind besonders rutschig. Ebenso gefrorene Untergründe. Die Augen schauen dabei ständig auf den Boden und suchen nach dem nächsten sicheren Tritt.

Hat man die Möglichkeit sich irgendwo zu halten, so nutzt man diese. Besonders steile Abhänge kann man manchmal nur überwinden, wenn man sich von Baum zu Baum vorarbeitet. An einem quer gehaltenen Stock, der hinter zwei Bäume oder Felsen geklemmt wird, kann man sich hinaufziehen. Ebenso in tiefem Schnee, indem man den Stab über sich in den Schnee drückt. Bei kahler Erde, wie sie an Abbrüchen oder Steilufern vorkommt, kann man einen spitzen Stab über sich in den Boden rammen. An ihm zieht man sich herauf oder lässt sich hinunter. Will man sich an Ästen oder bodennahen Pflanzen halten, muss immer erst deren Stabilität oder feste Verwurzelung geprüft werden, bevor man sein gesamtes Körpergewicht daran hängt.

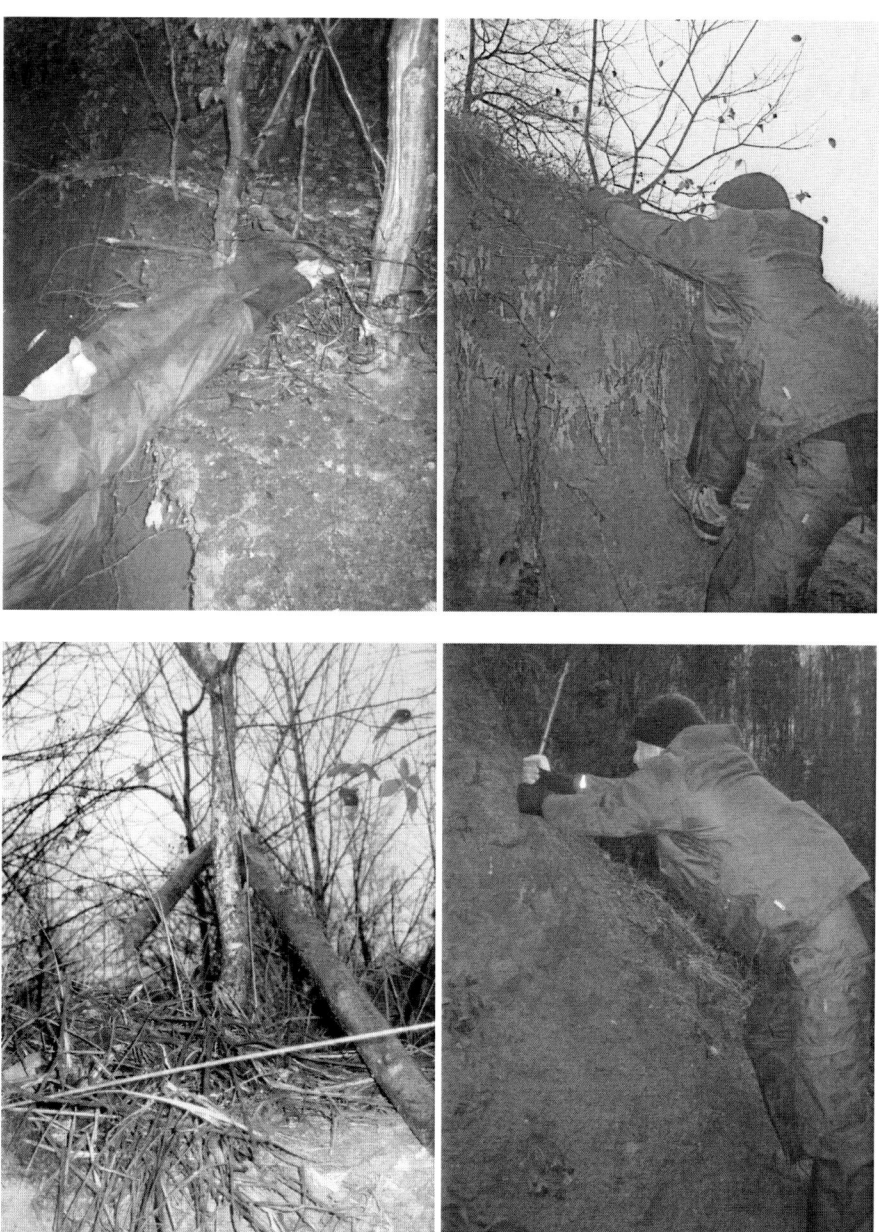

Auch ein Kletterhaken, wie er beim Erklettern von Bäumen bereits gezeigt wurde, kann hilfreiche Dienste leisten. Mit ihm hakt man sich an festen Gegenständen ein oder rammt ihn über sich fest in den Boden, um sich dann an der Stange herauf zu ziehen oder ab zu lassen.

Sollte es trotz allem passieren dass man stürzt, versucht man den Sturz in ein Rutschen abzumildern, indem man sich flach an den Boden drückt. Während die Arme und Füße versuchen das Rutschen zu bremsen, spannt man möglichst alle Körpermuskeln an, um Aufschlägen besser zu widerstehen.

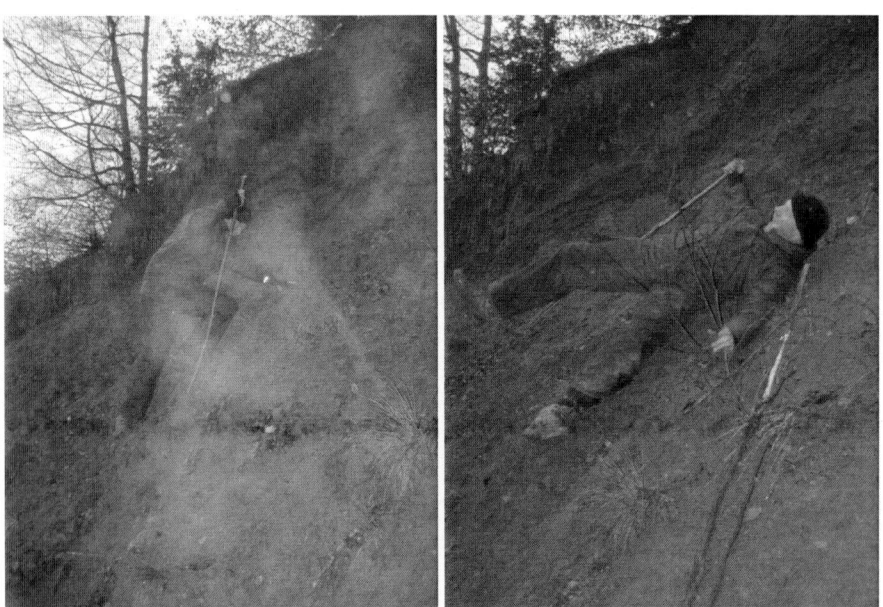

Felswände:
Das Klettern im Fels ist eine sehr gefährliche Angelegenheit, wenn man ohne Ausrüstung und allein draußen in der Natur unterwegs ist. Die Gefahr, sich beim Sturz aus einer senkrechten Felswand schwer zu verletzen, ist enorm hoch. Es sollte immer genau geprüft werden, ob es tatsächlich nötig ist, gerade diesen Weg zu nehmen oder ob das Hindernis nicht besser umgangen werden kann. Selbst ein mehrstündiger Marsch sollte in Kauf genommen werden, bevor man eine 40 Meter hohe Steilwand hinauf klettert. Eine schroffe zerklüftete Felswand mit geringer Höhe - also mit vielen Griffmöglichkeiten - kann aber relativ einfach erklommen werden, wenn man ein wenig Grundwissen besitzt. Man spart sich so eventuell viel Weg und schont damit seine Energiereserven.

Klettern in geringer Schwierigkeitsstufe kann jeder, der ein gewisses Maß an Beweglichkeit besitzt. Besonders viel Kraft ist nicht nötig, obwohl sie aber auch nicht von Schaden ist. Besonders wenn man ohne viel Technik klettert.

Bevor man in eine Felswand einsteigt schaut man sich diese genau an und sucht nach der augenscheinlich leichtesten und sichersten Route. Wo will man entlang klettern? Wo sind viele Griffmöglichkeiten zu sehen? Gibt es Möglichkeiten zum Ausruhen? Bewachsene Stellen können von Vor- und Nachteil sein. Einen Baum oder einen Busch kann man als Halt nutzen. Erde, Grasoden oder Moos können aber nur locker auf dem Fels sitzen und leicht wegrutschen.

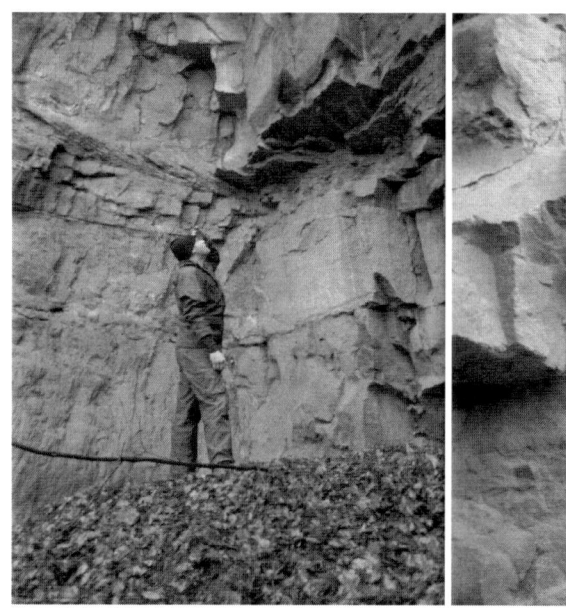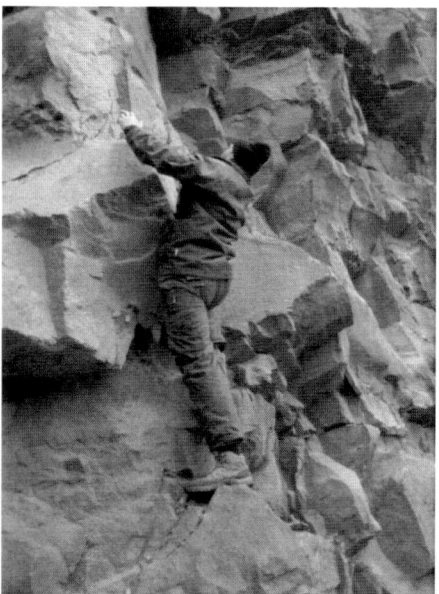

Ist eine Route ausgewählt kann es losgehen. Beim Klettern in unserem Fall nutzt man die so genannte Drei-Punkt-Regel. Sie sagt aus, dass sich beim Klettervorgang immer drei von vier Punkten – zwei Hände und zwei Füße – am Fels befinden. Nur ein der vier Extremitäten sucht sich jeweils einen neuen Halt. Man sucht sich also eine stabile Position mit allen vier Punkten an der Felswand. Der Körperschwerpunkt sollte so nah wie möglich am Fels liegen, um Kraft zu sparen. Nun sucht man sich einen neuen Griff oder Tritt. Ein häufiger Fehler ist es sich ausschließlich auf die Griffe zu konzentrieren, während die Füße blind irgendwo hin gesetzt werden. Sichere Tritte sind jedoch enorm wichtig, da das nach oben arbeiten an einer Felswand hauptsächlich aus den Beinen erfolgen sollte. Die Hände sorgen nur für das Halten des Gleichgewichts. Wer sich beim Klettern nur mit den Armen nach oben zieht und somit einen Klimmzug nach dem anderen macht, wird zu schnell ermüden. Die Finger können irgendwann nicht mehr richtig zugreifen, die Unterarme schmerzen und man kann sich nicht mehr an der Wand halten. Ein schlimmes Gefühl. Man arbeitet sich also mit den Beinen aufwärts während die Hände den Körper an der Wand halten. Dazu müssen die gefundenen Griffe nicht wie eine Zitrone ausgepresst werden. Man greift nur so fest zu wie es gerade nötig ist, um nicht abzurutschen. Häufig reicht es die Hände nur aufzulegen.

Bevor man den neuen Griff oder Tritt nutzt, verlagert man seinen Schwerpunkt so, dass die entsprechende Hand oder der Fuß zuvor komplett entlastet ist. Dabei nach Möglichkeit nicht zu hoch greifen oder treten. Kurze Aufwärtszüge ermüden den Körper weniger. Das Gleichgewicht wird viel besser gehalten wenn die Arme über dem Körper eingesetzt werden, anstatt sie auf Höhe der Körpermitte zu haben. Auch das kostet Kraft.

Je mehr Auflagefläche die Hände und Füße beim Klettern haben, umso größer ist die entstehende Reibung und umso weniger Kraft wird benötigt, um sich zu halten. Es gibt verschiedenste Griffmöglichkeiten die man nutzen kann.

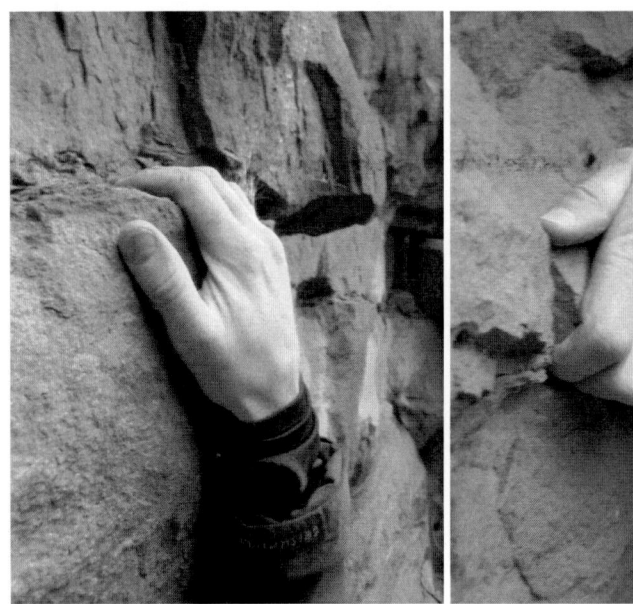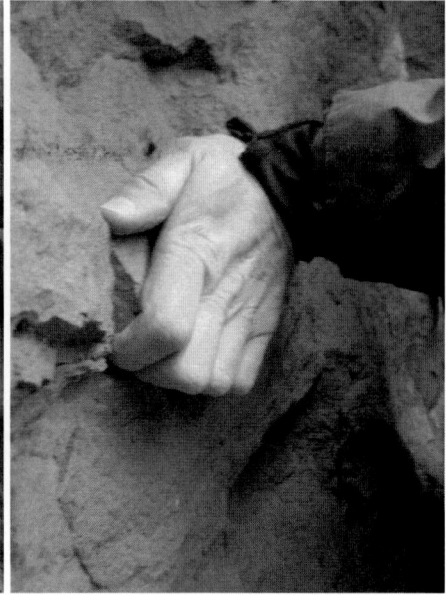

Von oben an eine Leiste oder eine Spitze zu greifen ist wohl die einfachste und bekannteste Art sich zu halten. Man kann aber auch von unten an eine überstehende Leiste greifen. Dies sollte dann allerdings nicht über Körperhöhe geschehen. Nur tiefe Griffe bringen genügend Griffsicherheit.

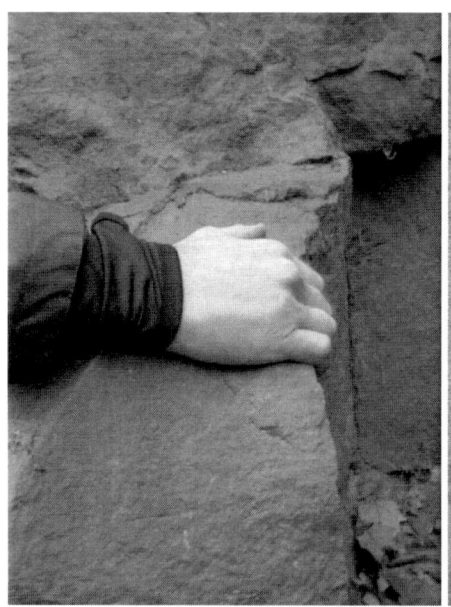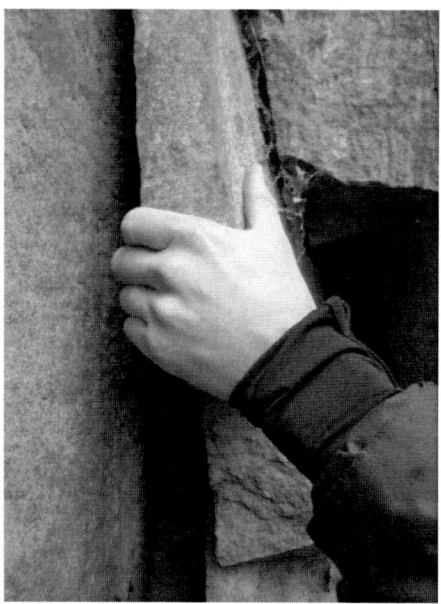

Ebenso können seitliche Griffe in allen möglichen Winkeln verwendet werden. An ihnen wird seitlich gezogen während der Schwerpunkt dagegen verlagert wird. Findet man keinen solchen Zug-Griff, können vorstehende Felsstücke wie eine Zange zwischen Finger und Daumen genommen werden.

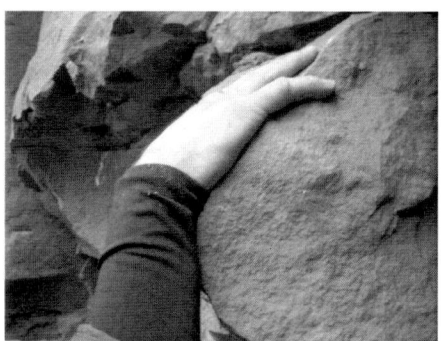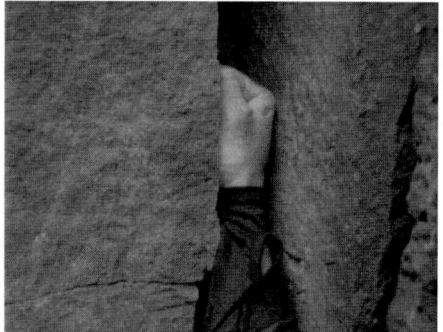

Ist nichts zu finden, das klein genug ist um es zu greifen, können die Hände an Vorsprüngen flach aufgelegt werden. Hier muss mit möglichst großer Auflagefläche gearbeitet werden, um die hohe Reibung ausnutzen zu können.

In Felsrissen, in denen man keine Griffmöglichkeiten findet, kann man Finger, die komplette Hand oder eine angespannte Faust einklemmen.

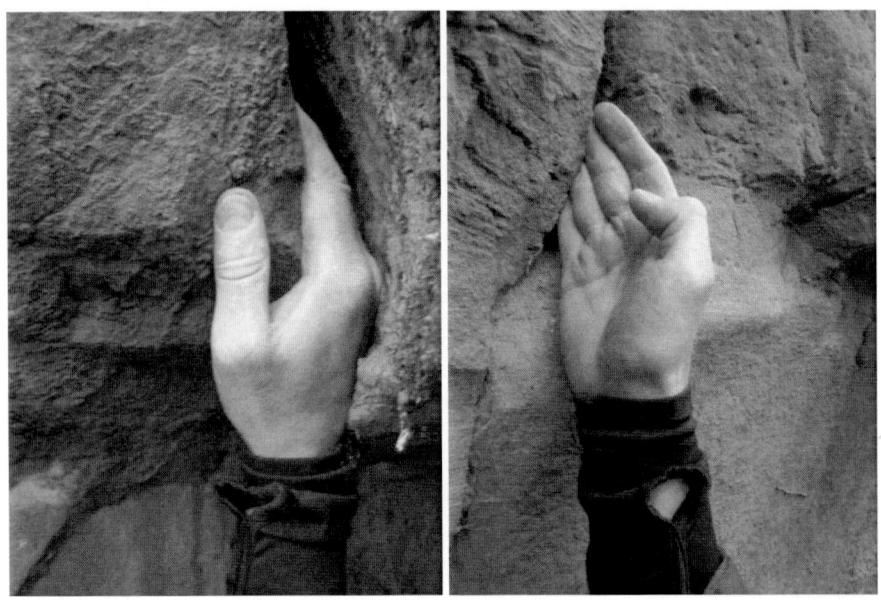

Immer wenn eine relativ sichere Position gefunden ist, in der man sich ohne viel Kraftaufwand halten kann, ruht man sich etwas aus.

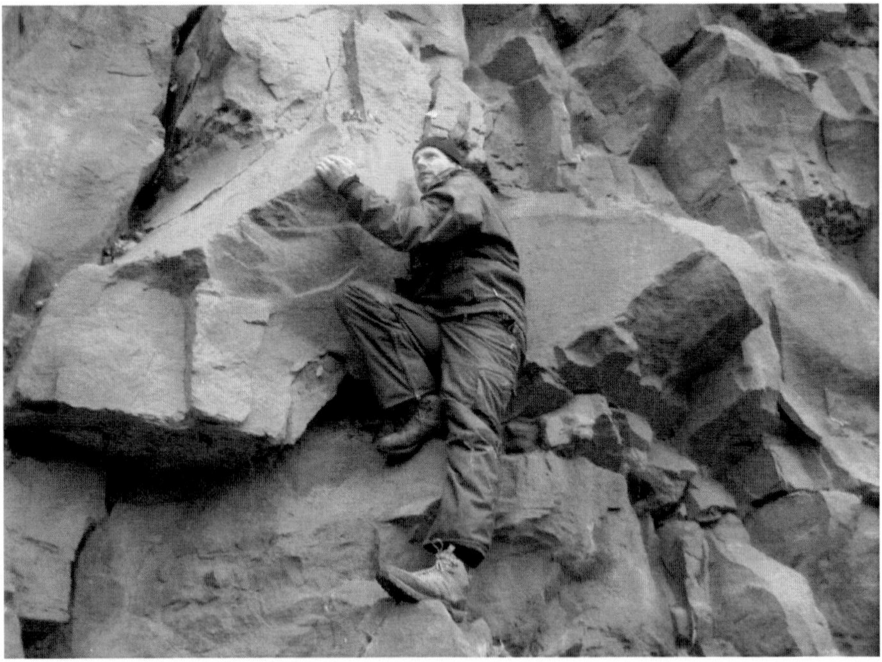

Bei Schwierigkeiten den nächsten Griff zu finden kann man zum Suchen in eine leichte Hohlkreuzposition gehen. Dabei wird die Hüfte nah an die Wand gebracht, um auch hierbei wieder Kraft einzusparen.

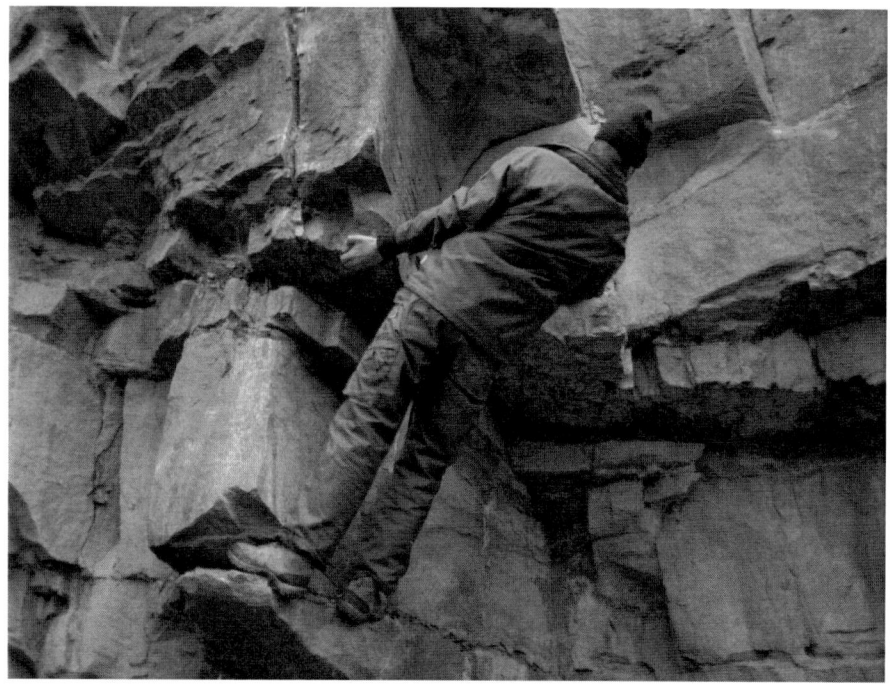

Sumpf- & Moorgelände / Tiefschnee:
So unterschiedlich diese Hindernis- oder Geländearten auch sind, sie haben eines gemeinsam: Sie tragen das Gewicht eines Menschen nicht, zumindest nicht wenn es auf zwei so kleine Flächen wie unsere beiden Füße verteilt ist.

Im Tiefschnee ist dies weniger gefährlich. Je nach Beschaffenheit des Schnees sinkt man bis zum Gesäß ein und kann sich meist nur mit Mühe wieder befreien. Das kostet auf Dauer zu viel Energie und an ein Vorankommen ist nicht zu denken. Im Sumpf besteht zusätzlich noch die Gefahr des Ertrinkens. Es gibt zwar etliche Sumpflandschaften mit geringer Tiefe, hier hätten wir jedoch dieselben Probleme wie im Tiefschnee. Gerät man in einen tiefen Sumpf, gibt es nur wenig Hoffnung auf Rettung. Die Begehbarkeit von Mooren hängt ganz entscheidend vom derzeitigen Wetter ab. Ein Moor, das vor Kurzem noch passierbar war, kann bereits nach ein paar Regentagen eine heimtückische Todesfalle werden.

Als Hilfsmittel für das Überwinden solcher Hindernisse dienen Gitterschuhe. Sie funktionieren wie Schneeschuhe und verteilen das Körpergewicht auf eine größere Fläche. Da wir sie mit primitiven Mitteln und ohne Hilfsmittel herstellen, müssen unterwegs immer wieder Reparaturen an ihnen vorgenommen werden. Beim Bau sollte man also bereits mit größter Sorgfalt vorgehen.

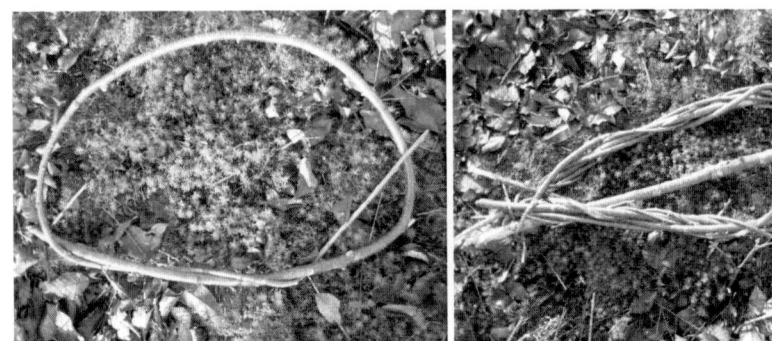

Zu Beginn sucht man sich einen langen stabilen, aber nicht zu dicken Zweig, den man grob zu einem Ring legt. Damit er nicht wieder in seine Ursprungsform zurück springt werden die Enden miteinander verflochten. Dies ist aber noch nicht besonders stabil und springt leicht wieder auseinander. Daher werden nun viele weitere Zweige auf dieselbe Weise eingeflochten, so dass man einen stabilen Flechtring erhält. In diesen wird dann längs ein dicker Zweig eingesteckt. Er sollte recht stabil sein, da er später das meiste Körpergewicht halten muss.

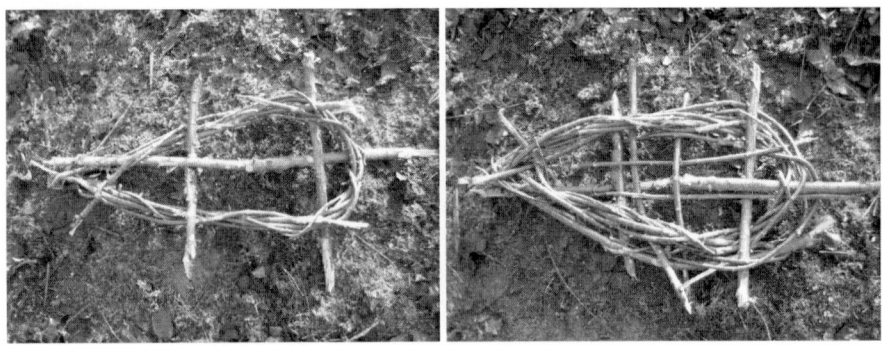

Zwei kürzere, aber ebenso dicke Zweigstücke werden nun noch quer eingesteckt. Damit alles ordentlich stabil wird, werden sie verklemmt eingesetzt. Über dem Ringrand entlang, unter der Längsstrebe hindurch und wieder über den gegenüberliegenden Ringrand. Die zweite Querstrebe wird genau anders herum verklemmt. Natürlich können noch weitere Quer- und Längsstreben eingebracht werden. Nun werden weitere lange dünne Zweige in den Außenring eingeflochten. Durch sie werden die Längs- und Querstreben noch zusätzlich befestigt.

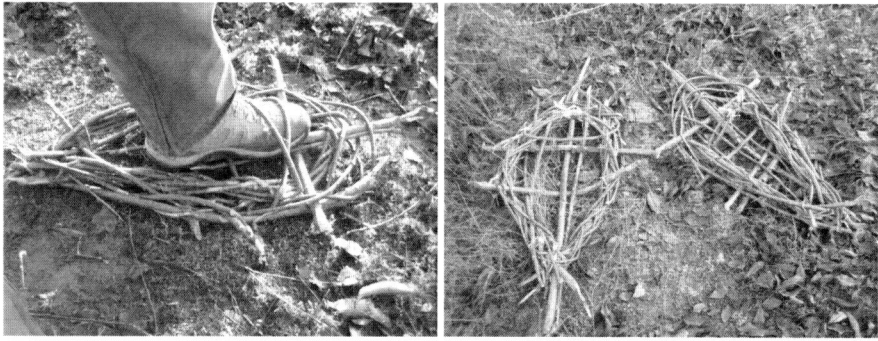

Nun benötigt man noch eine Befestigungsschlaufe für den Fuß, um den Gitterschuh beim Schritt auch anheben zu können. Sie wird aus mindestens zwei langen dünnen Zweigen hergestellt. Diese werden passen über den Schuh gelegt und rechts und links in den Flechtring gesteckt. Die Enden werden dann jeweils wieder im Flechtring eingeflochten. Zum Schluss kann man die beiden Schlaufen noch mit natürlichem Bandmaterial zusammenbinden. Viel einfacher ist es, wenn man eine Kordel oder Ähnliches benutzt, um die Fußschlaufen herzustellen.

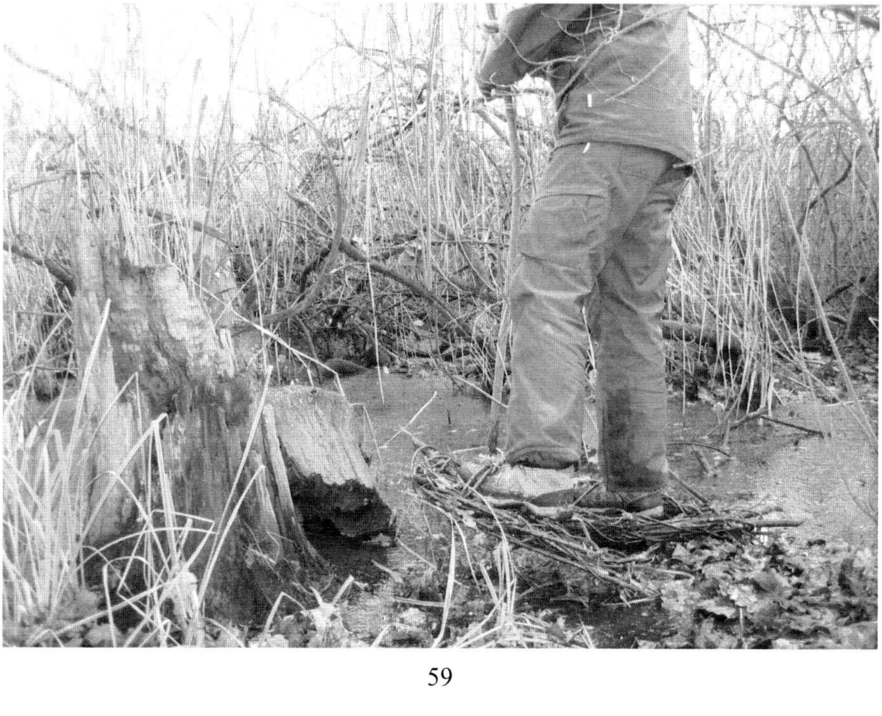

Um zwei stabile Gitterschuhe herzustellen benötigt man in etwa zwei Stunden Zeit. Auch wenn sie recht primitiv hergestellt wurden und dementsprechend aussehen, sind sie sehr effektiv. Wenn man sich beim Verflechten der Zweige Mühe gibt, halten sie auch einiges aus.

Die Füße werden mit den Gitterschuhen behutsam und gleichmäßig aufgesetzt, um nicht unnötig einzubrechen. Mit jedem Schritt prüft man, ob der Bereich auch wirklich begehbar ist. Da die Gitterschuhe sehr groß sind, muss man relativ breit gehen. Im Tiefschnee gibt es kaum Hinweise auf eine bessere Begehbarkeit bestimmter Bereiche. Im Sumpfgelände nutzt man die am stärksten bewachsenen Teilstücke. Dort wo viel Gras, andere Pflanzen oder besser noch kleine Bäume wachsen, ist der Boden am tragfähigsten.

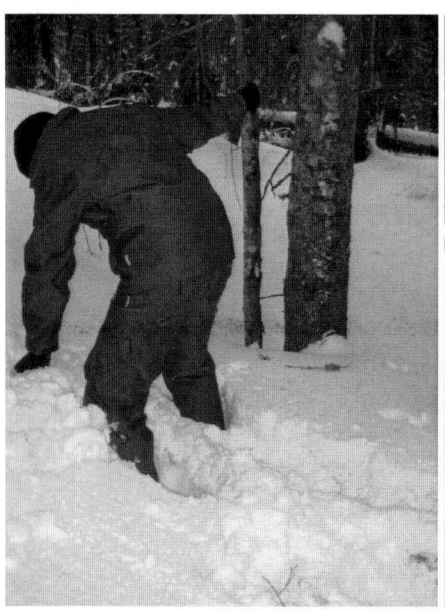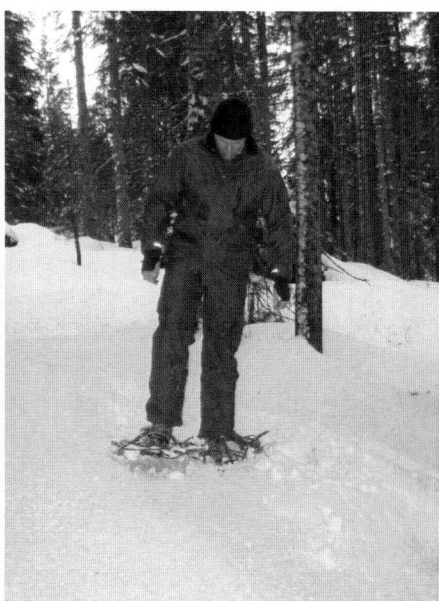

Es empfiehlt sich, einen langen Stock dabei zu haben. Im Sumpfgelände sollte er schon an die drei Meter Länge besitzen. Mit ihm prüft man die Tragfähigkeit des Bereiches vor einem. In Nordeuropa gibt es Torfmoore mit einer recht festen schwimmenden Grasschicht. Darunter kann sich mehrere Meter tiefer Torfschlamm befinden. Mit einer langen Prüfstange würde man diese sofort erkennen.

Sollte man einbrechen kann der Stock auch zum Halten an der Oberfläche dienen. Hat man die Stange so gewählt, dass sich an einer Seite ein Kletterhaken befindet, kann man sich vielleicht selbst retten. Er wird dann zum Beispiel an einem Baum eingehakt und man kann sich eventuell an ihr heraus ziehen.

Im Schnee dienen ein oder zwei kürzere Gehstöcke als Gleichgewichtsstützen.

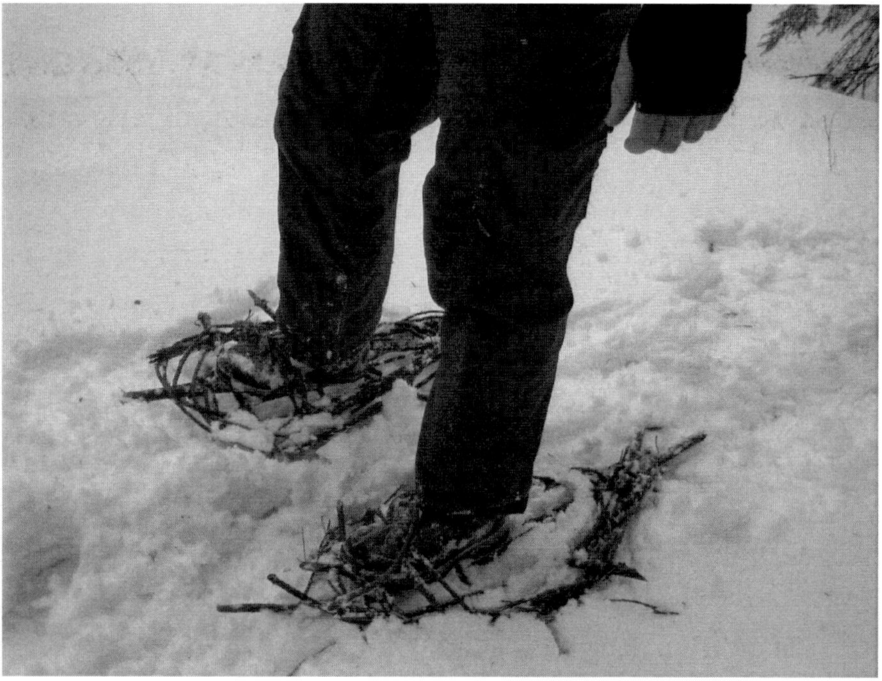

Gewässer:
Flache und ruhige Gewässer kann man einfach durchwaten. Problematisch wird es erst, wenn sie größer und tiefer werden oder stärkere Strömung vorhanden ist.

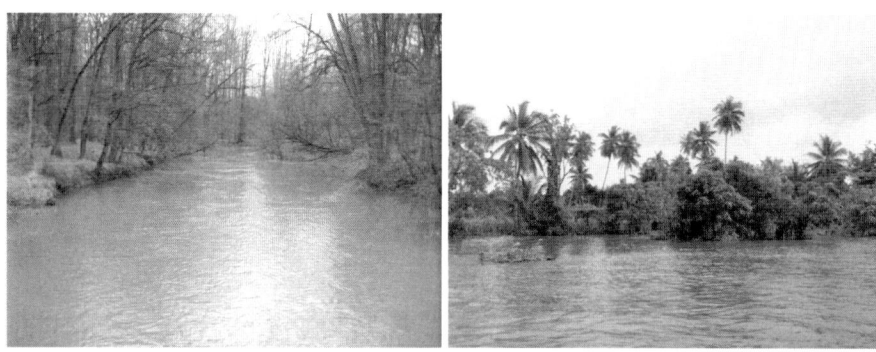

Starke Flussströmungen entstehen durch Gefälle oder Verengungen des Flusslaufes. Umso tiefer der Fluss ist, umso stärker ist dann auch seine Strömung. Es sei denn, er ist irgendwo aufgestaut. Flachere Flüsse werden vorsichtig durchwatet. Umso seichter sie sind, umso geringer ist ihre Strömung - aber umso breiter sind sie dann auch. Diese flachen breiten Flussabschnitte sind für eine Überquerung am besten geeignet.

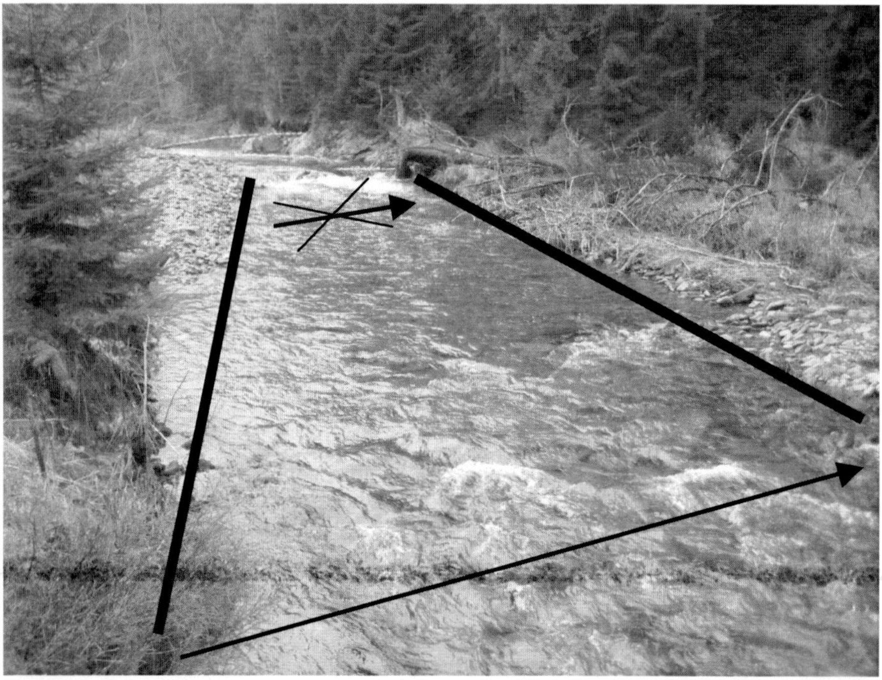

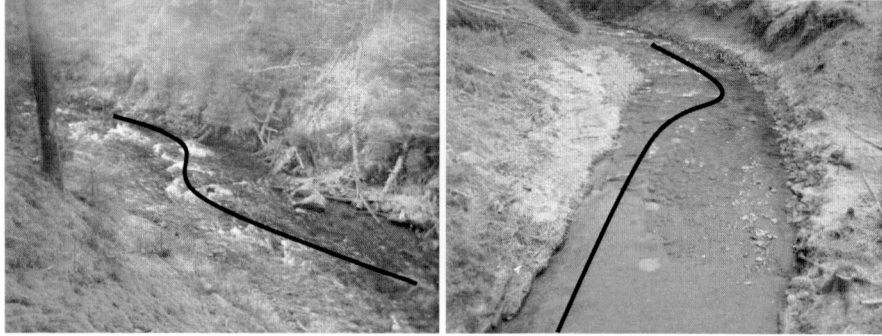

Vorher sollte man sich den Flussabschnitt aber genau anschauen und planen wo man entlang gehen will. Der am schnellsten fließende Teil ist die eigentliche Rinne. Sie muss nicht zwingend genau in der Flussmitte verlaufen, ist immer tiefer und mit stärkerer Strömung. An Flussbiegungen ist das die Außenseite.

Beim Überqueren tastet man sich nun vorsichtig und Schritt für Schritt vorwärts. So erkennt man frühzeitig Löcher und Hindernisse unter Wasser. Um das Verletzungsrisiko zu verringern behält man die Schuhe an. Die Socken aber vorher ausziehen. So hat man später etwas Trockenes für die Füße und kann sie wieder aufwärmen. Über größere Steine steigt man hinüber anstatt auf sie zu treten. Zu oft rutscht man auf ihnen ab, da sie sehr glitschig sind oder wegrutschen. Selbst in recht flachem Wasser kann man sich so die Beine oder Füße brechen.

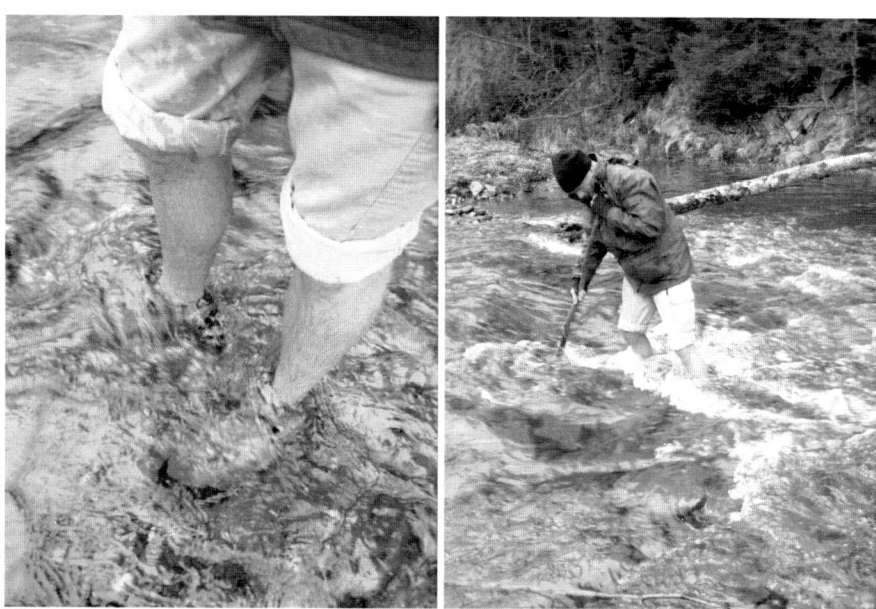

Als Stütze kann ein kräftiger langer Stock dienen. Er wird stromaufwärts geführt damit sich die Strömung etwas an ihm bricht. Sollte die Strömung an einer Stelle im Fluss stärker werden, so dass es einem die Füße regelrecht wegzieht, kann man sich prima auf diese Stütze lehnen. Außerdem dient er zum Abtasten des Bodens in Gehrichtung. Wenn man beim Überqueren leicht gegen die Strömungsrichtung läuft, kann man das Gleichgewicht viel einfacher halten.

Bei besonders kalter und feuchter Witterung ist es natürlich von Nachteil, wenn man nach einer Flussüberquerung nasse Schuhe besitzt. Auch wenn die Socken noch trocken sind und man die Füße damit wieder warm einpacken kann. Die Socken werden in den nassen Schuhen recht schnell klamm und isolieren somit nicht mehr gegen die Kälte. Wenn man jetzt kein Feuer zum Trocknen der Schuhe machen kann, wird man mit nassen und kalten Füßen weiterlaufen müssen. Beim Gehen werden die Füße zwar recht schnell wieder warm, sobald man sich aber nicht mehr bewegt kühlen sie auch schnell wieder aus. Besonders in der Nacht kann es dann sehr ungemütlich werden.

Einen Fluss barfuss zu durchwaten birgt ein hohes Verletzungsrisiko. Spitze Steine, die in die Fußsohle stechen, verleiten dazu den Fuß nochmals umzusetzen und nach einem neuen Tritt zu suchen. Dieser ist dann vielleicht sehr rutschig. Oder man findet einen angenehm flachen Stein, der dann aber seitlich wegrutscht und den Fuß schmerzhaft gegen einen anderen drückt. Wie auch immer, meist bewegt man sich recht unbeholfen und unsicher, wenn man barfuss durch einen Fluss mit Steinbett läuft.

Hier kann man sich mit selbst gebastelten Schutzsohlen behelfen. Sie sind recht schnell gebaut und fast überall herzustellen. Es können verschiedenste pflanzliche Materialien dazu verwendet werden - was man eben gerade so findet. Sehr gut eignen sich kleine Zweige oder Zweigspitzen von der Tanne und Fichte. Sie sollten etwa 30 Zentimeter lang sein und viel verzweigt. Von diesen Zweigen legt man sich jeweils eine gute Handvoll in zwei Haufen auf den Boden. Sie bilden die Grundsohle. Darauf legt man jetzt noch etwas langes Gras oder ähnlich lange Pflanzenteile. Zu kleine Pflanzenteile, wie Moos oder kurze Gashalme, würden im Wasser schnell fortgespült werden und sind daher nicht geeignet.

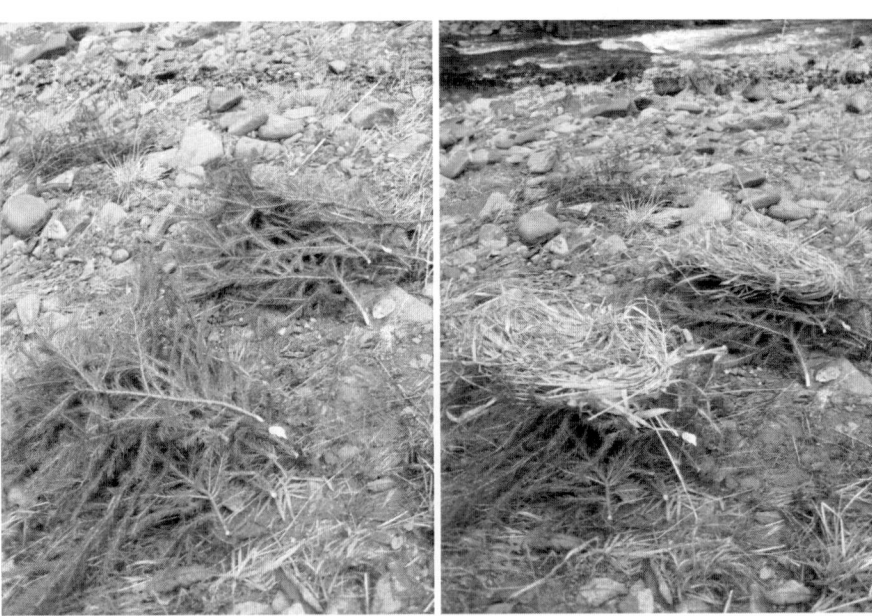

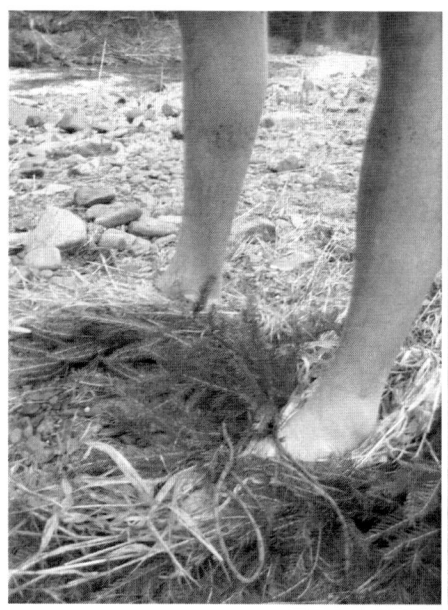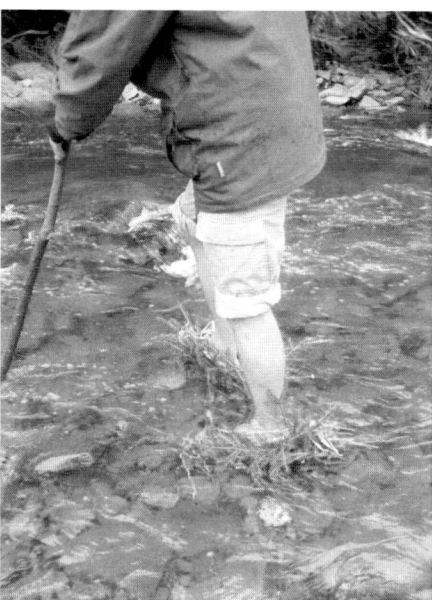

Nun stellt man sich barfuss auf diese Sohlen und bindet sie sich mit den eigenen Schnürsenkeln unter den Fuß. Auf diese Weise kann man sehr angenehm durch das Wasser waten. Die Schuhe bleiben trocken und nur die Schnürsenkel sind später feucht.

Sollte man Schuhe ohne Schnürsenkel tragen muss man sich anderweitig behelfen, um die Sohlen an die Füße zu binden. Hier kommt wieder einmal natürliches Bindematerial aus sehr langen Pflanzenteilen zum Einsatz, zum Beispiel Rankenpflanzen. Zur Sicherheit sollten dann aber mehrere pro Fuß verwendet werden.

Da die Füße wärmetechnisch absolut ungeschützt sind, kühlen sie natürlich sehr schnell aus. Bei der beschriebenen kalten Witterung und entsprechend kaltem Flusswasser wird es nicht lange dauern bis die Füße steif und gefühllos werden. Nun besteht wieder erhöhte Verletzungsgefahr.

Tiefere Flüsse muss man durchschwimmen. Bevor man in das Wasser steigt, sollte man sich das gegenüberliegende Ufer genau anschauen. Kommt man dort auch wieder problemlos aus dem Wasser heraus oder ist vielleicht ein Steilufer oder undurchdringliches Dickicht zu sehen?

Ebenso muss immer mit starker Strömung gerechnet werden. Nur durch einen Blick auf die Wasseroberfläche ist diese meist nicht zu erkennen. Erst wenn man einige

Stöckchen oder Ähnliches hinein wirft und beobachtet wie schnell sie vorwärts treiben, wird einem klar wie stark die vorhandene Strömung ist.

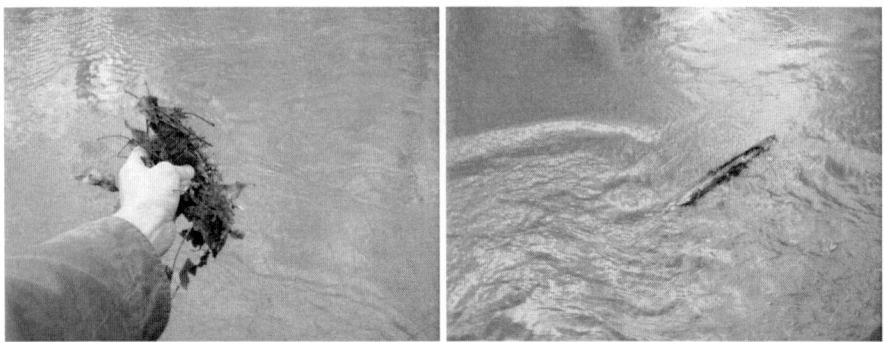

Man muss also beim Schwimmen damit rechnen ordentlich abzutreiben und wird deshalb nicht an der direkt gegenüberliegenden Uferseite ankommen. Je nach Stärke der Strömung sollte man den Strom also flussabwärts der Einstiegsstelle erkunden, damit man beim Abtreiben nicht plötzlich in starke Stromschnellen oder zum Beispiel über einen Wasserfall gerät.

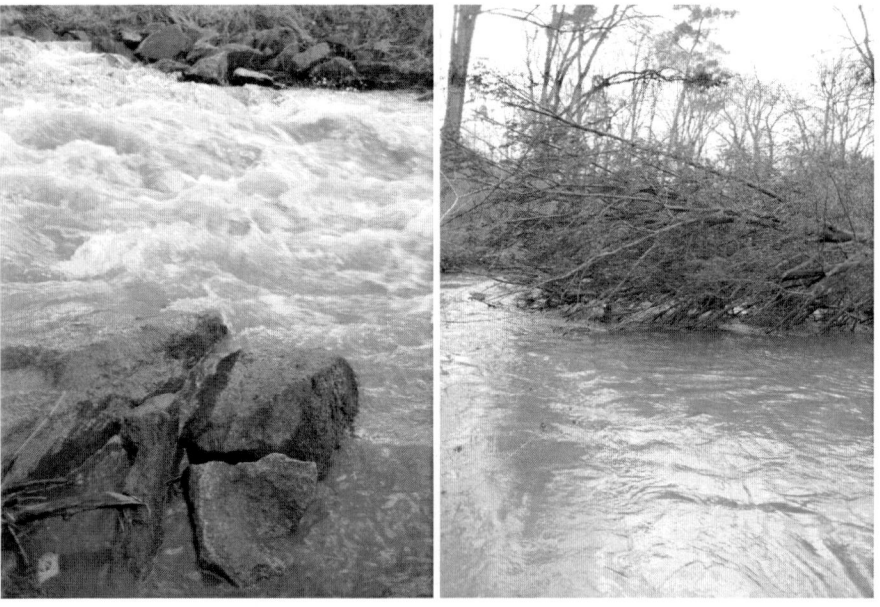

Sonstige Hindernisse, wie Felsen oder verkantete Baumstämme, sind ebenfalls nicht zu unterschätzen. Auch wenn sie harmlos im Wasser liegend aussehen. Was man hier unterschätzt ist die Kraft des Wasserdrucks bei starker Strömung. Beim Schwimmen im freien Wasser wird dieser Wasserdruck nicht wahrgenommen. Wird man aber gegen solch ein festes Hindernis getrieben, spürt man den wahnsinnigen Druck sofort und kann sich eventuell nicht mehr befreien. Eventuell wird man sogar unter Wasser gedrückt. Ich selber musste eine solche Erfahrung bereits machen und nur mit viel Glück konnte ich mich retten. Man sollte ein fließendes Gewässer niemals zu knapp vor solchen Hindernissen oder aufgestauten Bereichen überqueren. Man kann sich nur retten, wenn man es schafft sich nach oben oder seitlich aus dem Wasser zu ziehen. Es ist absolut unglaublich welche Kraft Wasser besitzen kann.

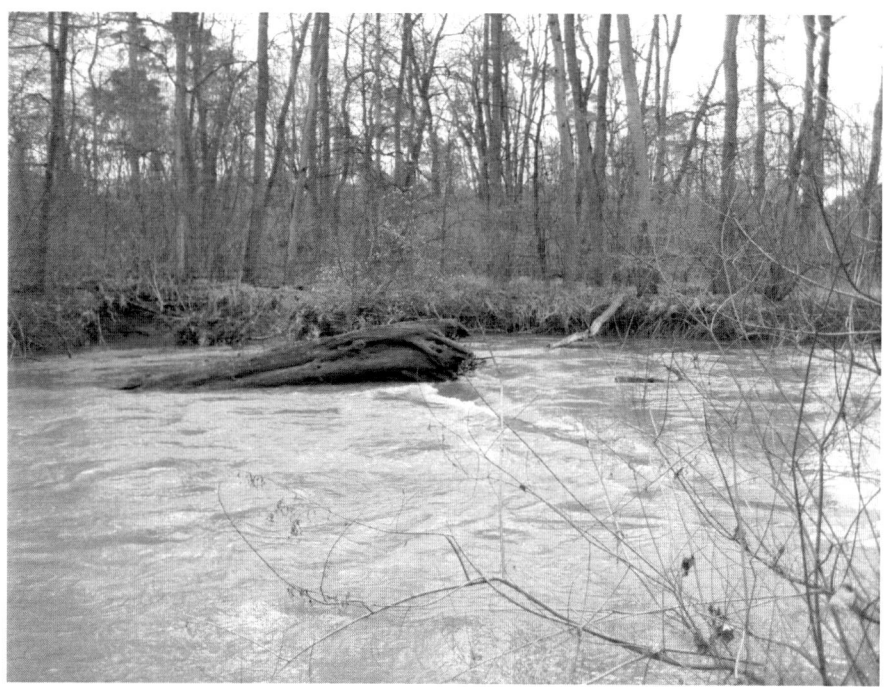

Feste Hindernisse im oder unter Wasser können auch zu Strudeln, Unterspülungen und Walzenbewegungen unter Wasser führen. Wenn die ansonsten flache Wasseroberfläche an einer Stelle hoch schwellt, muss man auf jeden Fall mit Unterwasser-Hindernissen rechnen. Dahinter kommt es dann meist auch zu Strudeln. Auch wenn es einem im Notfall widerstrebt, einzige Möglichkeit zum Entkommen ist das Abtauchen. Bereits knapp unter der Wasseroberfläche verlieren diese Wasserströme an Kraft und man kann seitlich wegtauchen. Eventuell muss man aber erst etwas tiefer abtauchen. Auf keinen Fall hilft es gegen solch einen Sog anzukämpfen. Im Gegenteil – der Gegensog treibt einen wieder nach oben!

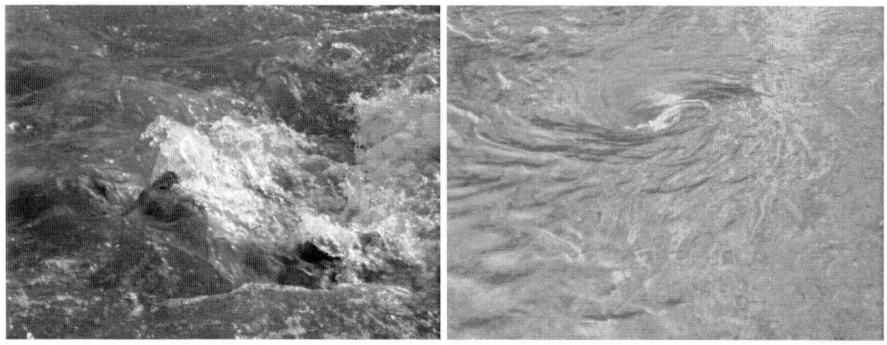

Die Bekleidung zieht man zum Überqueren eines Gewässers am besten aus. Sie wärmt zwar auch im nassen Zustand und verhindert, dass der Körper zu schnell auskühlt, aber sie bremst beim Schwimmen auch ungemein. Im Training sollte man unbedingt einmal mit Kleidung geschwommen sein, um dies zu spüren. Besonders Schuhe behindern sehr. Will man mit Kleidung schwimmen sollte man trotzdem die Schuhe ausziehen, um vernünftig vorwärts kommen zu können. Entweder packt und knotet man die Kleidung fest zusammen und schiebt dieses Bündel beim Schwimmen vor sich her, oder man versucht sich mit Schwimmhilfen zu behelfen.

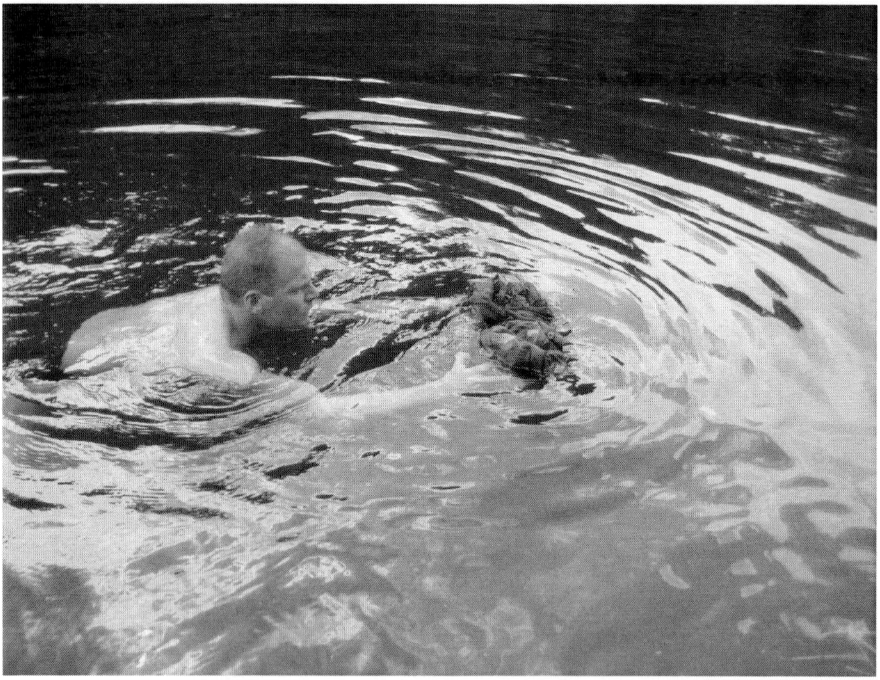

Auf keinen Fall springt man ins Wasser. Man weiß nie was sich knapp unter der Wasseroberfläche für Hindernisse befinden können. Es ist auch viel besser sich erst langsam an die kühleren Wassertemperaturen zu gewöhnen. Durch starke Anstrengung sehr erhitzt in kaltes Wasser zu springen kann ansonsten zu einem gefährlichen Kälteschock führen.

Um nicht zu schnell zu Ermüden oder sich zu Überanstrengen, schwimmt man immer mit der Strömung mit und nicht dagegen an. Ist die Strömung plötzlich viel stärker als erwartet, legt man sich so ins Wasser, dass die Beine in Fliesrichtung zeigen. Sie dienen als Stoßdämpfer falls man auf Hindernisse auftrifft. Dabei versucht man seitlich zum Ufer zu schwimmen.

Bei zu kalter Witterung und im Winter muss man vom Durchschwimmen von Gewässern absehen. Es ist dann einfach zu kalt, um ohne Kleidung ins Wasser zu gehen. Und mit Kleidung kann man auch nicht schwimmen, da man die Sachen dann nicht mehr trocken bekommt. Außerdem verschlechtert sich die eigene Schwimmfähigkeit im kalten Wasser enorm, da der Körper schnell auskühlt. Die Schwimmbewegungen werden kürzer und schneller, dadurch aber auch weniger effektiv und sehr ermüdend. Man wird immer kraftloser und erreicht das rettende Ufer vielleicht nicht mehr.

Natürlich gelten all diese Hinweise auch für das Durchschwimmen von stehenden Gewässern. Besser wäre es aber immer den Weg darum herum zu wählen. Vielleicht hat man aber keine andere Wahl, da man gerade vor einem wilden Tier flüchtet und schon ist man schneller im Wasser als man denkt.

Besonders bei größeren Seen verschätzt man sich schnell mit der Entfernung bis zum anderen Ufer, wenn man über die glatte Wasseroberfläche schaut. Schnell schätzt man die Schwimmstrecke kürzer ein als sie ist und übernimmt sich. Man muss immer daran denken, dass es im Wasser keine Rastmöglichkeit gibt. Bei unklarer oder schlechter Witterung sollte man nicht drauflos schwimmen. Plötzlich könnte das Wetter umschlagen. Ein starker Platzregen reicht aus, um mich inmitten eines Sees in ernsthafte Schwierigkeiten zu bringen. Viel schlimmer wäre ein hereinbrechendes Gewitter mit Blitzen. Bei Gewitter sollte man sich immer von Wasserflächen fern halten!

Besonders in flacheren Seen und Uferbereichen muss man beim Schwimmen immer mit krautigem Wasserpflanzen-Bewuchs rechnen. Dort wo Wasserpflanzen vorkommen, wachsen sie zudem meist auch in Unmengen. Wenn man mit langsamen und gleichmäßigen Bewegungen über sie hinweg schwimmt, streifen die Pflanzen einfach vom Körper ab. Problematisch wird es nur, wenn man erschrickt und panisch auf der Stelle im Wasser tritt. Hier könnte man sich dann tatsächlich verfangen und durch das Wassertreten selber herab ziehen, da die Pflanzen doch oft fest verwurzelt sind. Nun hilft nur noch ruhig bleiben, während man die Pflanzen langsam von den Beinen löst.

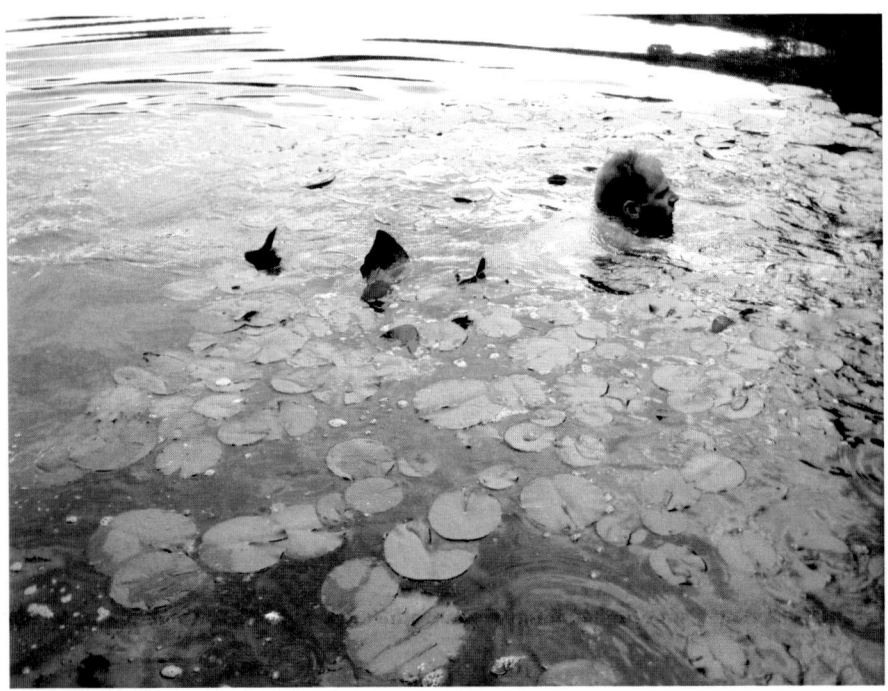

Ein weiteres mögliches Problem wäre das Entstehen von Krämpfen aufgrund von Unterkühlung oder Überanstrengung. Dabei ziehen sich die Muskeln zusammen, werden unbeweglich und schmerzen sehr stark. Jetzt muss unbedingt Ruhe bewahrt werden. Man kann Krämpfe auch im Wasser lösen indem man die Muskeln dehnt.

In den Beinen sind meist Waden oder Oberschenkel betroffen. In diesem Fall legt man sich in einer Hohlkreuzhaltung auf den Rücken und schaut gen Himmel. Tief eingeatmet kann man sich so sehr gut über Wasser halten. Bei einem Wadenkrampf greift man die Fußspitze des betroffenen Beines und zieht sie kräftig zu sich heran. Damit das Bein dabei gestreckt ist, kann die andere Hand das Knie nach unten drücken. Bei einem Krampf im Oberschenkel fasst man den Fuß und zieht ihn nach hinten ans Gesäß. Dabei wird der Unterschenkel kraftvoll gegen den Oberschenkel gepresst. In den oberen Extremitäten sind die Finger am häufigsten betroffen. Sie werden dann mehrmals kraftvoll zu einer Faust geschlossen und ruckartig wieder ausgestreckt.

Nach einem Krampf sollte man das Wasser auf kürzestem Weg verlassen. Auch wenn dies bedeutet umkehren zu müssen und nicht das angestrebte Ziel zu erreichen. Krämpfe wiederholen sich oft. Zurück an Land kann man sich dann viel besser helfen. Die entsprechende Stelle am besten lange massieren, um sie zu erwärmen und gut zu durchbluten. Für denselben Tag sollte man das Schwimmen dann ausfallen lassen!

Nach Möglichkeit sollte man sich zum Überqueren eines Gewässers immer mit Schwimmhilfen ausstatten. Sie schützen vor Ermüdung, da man weniger Kraft benötigt, um sich an der Wasseroberfläche zu halten und sie dienen als Ruhemöglichkeit im Wasser. Dies ist umso wichtiger, wenn man sich in einer Überlebens-Situation befindet und daher sowieso schon recht kraftlos ist. Außerdem kann man auch seine Kleidungsstücke mit einer Schwimmhilfe trocken bis ans andere Ufer bringen. Insgesamt gilt: Alles was schwimmt hilft!

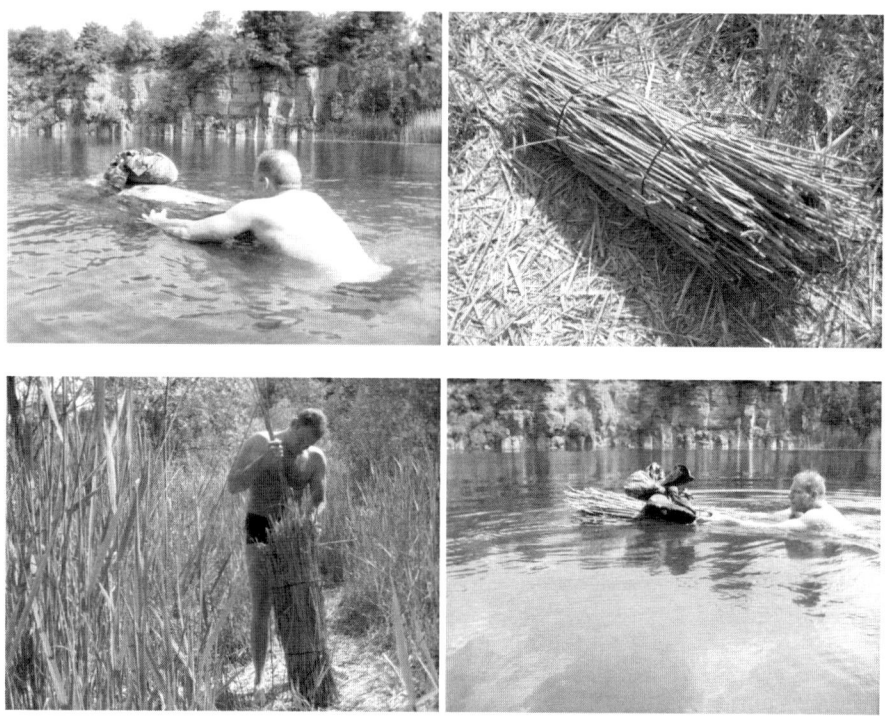

Gut geeignet sind große Holzstücke und Stammteile, die man in der Nähe des Gewässers findet. Bevor man mit ihnen schwimmt sollte man deren Tragfähigkeit überprüfen. Als Transporthilfe für trockene Bekleidung muss das Holzstück nicht besonders groß sein. Umso größer es ist, umso eher trägt es dann auch noch zusätzlich den Körper.

An bewachsenen Uferstreifen kann man sich mit trockenen Uferpflanzen behelfen. Schilf zum Beispiel ist sehr geeignet, um sich innerhalb kürzester Zeit eine Transporthilfe herzustellen. Dazu bricht man sich die langen Schilfrohre händeweise ab, kürzt sie auf einen knappen Meter Länge und legt sie zu einem dicken Bündel aufeinander. Das Bündel schnürt man am schnellsten mit Schnürsenkeln, dem Gürtel, oder Kleidungsteilen zusammen. Auch biegsame Äste, die ineinander verflochten werden, halten solch ein Bündel recht gut.

Die Kleidung legt man fest zusammen und verschnürt sie nach Möglichkeit mit den Ärmeln oder Hosenbeinen. Dann wird sie auf der Schwimm- bzw. Transporthilfe abgelegt. Damit diese nicht kippt, muss sie während des Schwimmens ständig mit den Händen ausbalanciert werden.

Wenn kein Hilfsmittel improvisiert werden kann, bringt man die Kleidung halbwegs trocken ans andere Ufer, indem man sie sich auf den Kopf bindet. Dazu alles fest zusammen schnüren und mit den Ärmeln oder Hosenbeinen um den Kopf binden. Sind die Schuhe zu schwer, rutscht alles jedoch schnell herunter. Dann die Schuhe lieber einzeln nehmen, zusammen knoten und um den Hals legen.

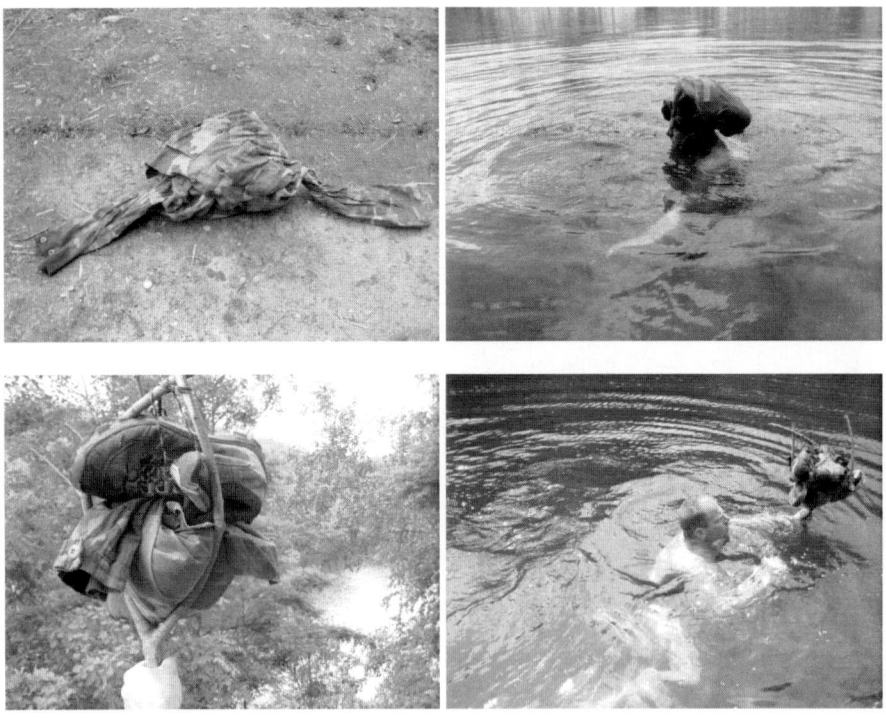

Für kurze Schwimmstrecken kann man sich auch mit einer Astgabel behelfen.

Weiterhin ist von **Kai Sackmann** erschienen:

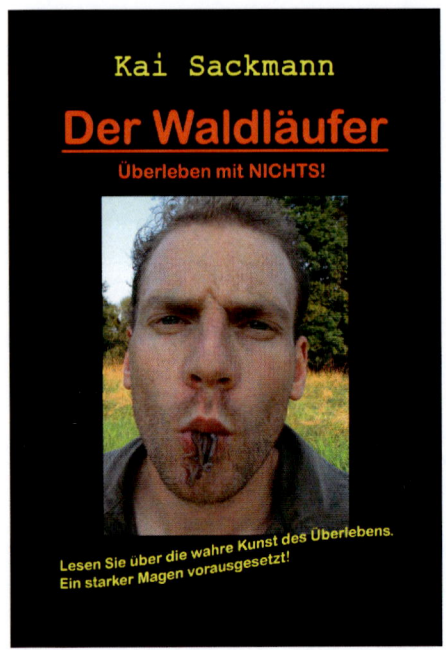

Der Waldläufer

-

Überleben mit NICHTS!

Verlag: Books on Demand GmbH

ISBN: 3-8334-4093-7

Seiten: 108 (reich bebildert!)

"Ich zeige und erkläre ein realistisches Survival!"

(Kai Sackmann)

Erhältlich im Buchhandel oder im Internet unter:
www.sacki-online.de

Buchrückentext:

Survival-Bücher gibt es eine Menge. Aus ihnen kann man viele gute Tipps und Tricks erlernen Gefahrensituationen und Extremfällen zu begegnen und diese auch zu meistern. Es werden einem Möglichkeiten aufgezeigt wie man ein Boot mit einer Plane und Schnüren baut, wie die tollsten Hilfsmittel mit dem Messer aus einem Stück Holz geschnitzt werden oder wie man sich aus der Natur ein relativ schmackhaftes Essen zubereitet, wenn man einen Topf und ein Feuerzeug besitzt. Doch was wenn all diese Dinge fehlen?

Kai Sackmann zeigt in diesem Buch *das Überleben mit NICHTS!* Das pure Survival, wie er es nennt, ist das Können in einer entstandenen Notsituation auch ohne Ausrüstung zu bestehen. Es bedeutet das Beherrschen der absoluten Grundprinzipien des Überlebens in der Natur. Nichts ist kalkulierbar, doch man muss seine Möglichkeiten zum Überleben erkennen. Selbst wenn man nichts außer seiner Kleider am Körper trägt, hat man eine Chance!

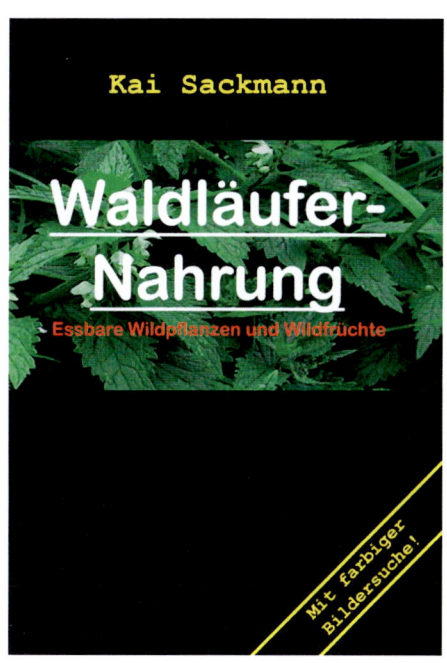

Waldläufer-Nahrung
-
Essbare Wildpflanzen und Wildfrüchte

Verlag: Books on Demand GmbH

ISBN: 9783837001044

Seiten: 160 (farbig bebildert!)

Erhältlich im Buchhandel oder im Internet unter:
www.sacki-online.de

Buchrückentext:

Der Mensch ernährt sich seit jeher von Wildpflanzen und Wildfrüchten. Unsere Zivilisation hat uns aber genauerer Kenntnisse über diese Art der Ernährung beraubt. Vieles ist in Vergessenheit geraten. Dieses Buch zeigt eine Vielzahl nutzbarer Pflanzen europäischer Vegetation.

Das Buch Waldläufer-Nahrung ist der zweite Titel aus der Waldläufer-Serie von Kai Sackmann. Es ist die Survial-Version des Buches „Die Nahrung aus der Natur". Es beinhaltet 175 Pflanzenbeschreibungen und über 300 Farbfotografien. Eine komplett farbig aufgebaute Bildersuche erleichtert das Bestimmen von Pflanzen. Suchen Sie eine Pflanze z.B. nach ihrer Blütenfarbe. Weiterhin ist jede essbare Wurzel / Knolle uvm. ebenfalls in einer Fotografie abgebildet. Zusätzliche Informationen, wie verwechselbare Giftpflanzen, Informationen zu Giftstoffen und ein Sonderteil: Giftige Beeren sind ebenso enthalten.